新疆维吾尔自治区重大科技专项
(项目编号2022A02013-3)支持

门诊促排卵与黄体支持

妇科医生手册

主　编　吴　敏（新疆维吾尔自治区妇幼保健院）
　　　　于新萍（新疆维吾尔自治区呼图壁县妇幼保健院）

编　者　吴　敏（新疆维吾尔自治区妇幼保健院）
　　　　于新萍（新疆维吾尔自治区呼图壁县妇幼保健院）
　　　　邓　伟（新疆维吾尔自治区妇幼保健院）
　　　　雷　蕊（新疆维吾尔自治区妇幼保健院）
　　　　王　荣（新疆维吾尔自治区妇幼保健院）
　　　　宋婷婷（新疆维吾尔自治区妇幼保健院）
　　　　马晓培（新疆维吾尔自治区妇幼保健院）
　　　　李红娜（新疆维吾尔自治区妇幼保健院）
　　　　罗秀梅（新疆维吾尔自治区妇幼保健院）
　　　　王　红（新疆维吾尔自治区呼图壁县妇幼保健院）
　　　　宋亚巍（新疆维吾尔自治区呼图壁县妇幼保健院）
　　　　许　晶（新疆维吾尔自治区呼图壁县妇幼保健院）
　　　　蒋金萍（新疆维吾尔自治区呼图壁县妇幼保健院）
　　　　热比古丽（新疆维吾尔自治区呼图壁县妇幼保健院）

復旦大學出版社

图书在版编目(CIP)数据

门诊促排卵与黄体支持:妇科医生手册/吴敏,于新萍主编.--上海:复旦大学出版社,2025.1
ISBN 978-7-309-17623-0

Ⅰ.S814.4

中国国家版本馆 CIP 数据核字第 20240Q3W81 号

门诊促排卵与黄体支持:妇科医生手册
吴　敏　于新萍　主编
责任编辑/肖　芬

复旦大学出版社有限公司出版发行
上海市国权路 579 号　邮编:200433
网址:fupnet@fudanpress.com　http://www.fudanpress.com
门市零售:86-21-65102580　　团体订购:86-21-65104505
出版部电话:86-21-65642845
上海盛通时代印刷有限公司

开本 787 毫米×1092 毫米　1/32　印张 3　字数 58 千字
2025 年 1 月第 1 版第 1 次印刷

ISBN 978-7-309-17623-0/R·2120
定价:35.00 元

如有印装质量问题,请向复旦大学出版社有限公司出版部调换。

主编简介

吴敏　教授、主任医师

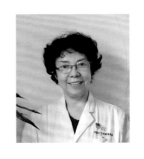

　　1970年毕业于上海第一医学院（现复旦大学上海医学院），从事妇产科、妇女保健、计划生育三专业的临床、教学、科研工作50余年。

　　曾任国家计划生育委员会培训中心客座教授、中国计划生育协会新疆第四届常务理事；原新疆维吾尔自治区生殖道感染防治项目首席专家，自治区生殖健康学科带头人，自治区职称评审高评委卫生系列专家库成员，自治区医疗事故妇产科鉴定组成员。多次荣获全国和自治区"先进科技工作者"荣誉称号。（1987年12月15日，《人民日报》海外版首次报道了相关工作事迹。此后，《新疆日报》相继报道了4次，《伊犁日报》也多次进行了报道。）

作为第一作者,在国家级和省级权威期刊上发表妇产科论文 18 篇。其中,《新疆伊犁地区哈萨克族、维吾尔族及汉族新生儿体重及胎盘系数》一文,被评为中华医学会妇产科学分会 1996 年优秀论文。

近年来,尽管已经退休,但依然笔耕不辍,撰写并出版了多部专业书籍,包括《妇科内分泌测定的临床应用》《妇科门诊常见病答疑》《不孕不育诊疗指导》和《妇科内分泌疾病诊疗手册》。尤其值得一提的是,《不孕不育诊疗指导》一书被新疆维吾尔自治区人民政府选入"农家书屋"图书目录,并荣获 2018 年第六届"新疆医学科技奖"科普奖。此外,《不孕症诊疗 100 问》一书获得中国科学院院士陈子江的高度评价,并在全国发行。

专业特长:妇产科临床常见病和疑难杂症的诊治,以及生殖健康保健咨询。在妇科内分泌领域,擅长不孕不育、围绝经期综合征、功能性子宫出血等疾病的诊断和治疗。至今,已成功助孕超过 800 例。在治疗子宫脱垂、尿瘘等疾病以及执行计划生育手术方面,曾获得国务院和新疆维吾尔自治区卫生厅的表彰和奖励。

于新萍　主任医师

　　毕业于新疆医科大学临床医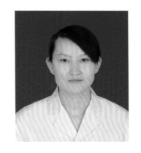
学专业。新疆维吾尔自治区呼图壁
县妇幼保健院关爱女性名医工作
室领衔专家,呼图壁县"石榴花巾帼
大宣讲"指定宣讲员。从事基层妇
女健康服务工作 27 年。在妇女更年期保健、异常子宫出
血、子宫内膜异位症、不孕不育、妇科内分泌疾病、宫颈病
变等妇科常见病、多发病方面有丰富的诊疗经验。曾在
国家级、省级刊物上发表专业论文 7 篇。先后获得自治
区、州、县"先进工作者"及"优秀共产党员"称号。

序 言 一

目前我国不孕不育的发病率为 7‰～10‰,在部分地区,发病率甚至高达 18‰。其中,排卵障碍约占女性不孕症的 40%。如何逆转这一趋势,已成为我们每一位妇科与生殖科医生的历史使命。

女性的卵巢承担着提供卵子和分泌女性激素两大基本功能。雌激素和孕激素在女性生殖功能的调节及支持生殖方面发挥着至关重要的作用。部分基层妇科医生对女性卵巢功能的复杂神经内分泌调节机制了解较少,对雌激素和孕激素在女性生殖调节和生殖支持方面的临床应用也不够熟悉。他们在按照指南用药时,常不能灵活地进行个体化运用,导致诊疗技能的差异较大。

本书主编吴敏主任医师,1970 年毕业于上海第一医学院(现复旦大学上海医学院),是新疆维吾尔自治区生殖健康学科的带头人。她在妇产科、妇女保健、计划生育3个专业领域从事临床、教学、科研工作已50余年。吴敏主任医师带领编写团队不辞辛劳,总结了自己数十年的临床诊疗经验,系统地介绍了妇科医生在门诊面对内分泌失调性不孕症患者时的诊疗思路和应用技能。本书用浅显易懂的语言,形象地描述了女性激素的周期性变化,并对子宫内膜在雌激素、孕激素作用下的周期性变化及其对胚胎着床的重要性进行了清晰的阐述;此外,根据世界卫生组织(World Health Organization,WHO)的分类,对门诊常见的排卵障碍类型进行了分析,并结合经典案例,对诊疗经验进行了总结归纳,详细介绍了雌激素和孕激素合理规范应用的方法,为广大基层妇科医生提供了实用的参考和学习资料。本书实用性很强,可对临床医生起到抛砖引玉的指导作用。

本书也是从事妇科生殖内分泌疾病诊断和治疗的医务工作者难得的教学辅导书。它可以帮助医生们更好地掌握妇科内分泌专业知识,提高女性不孕症病因的诊断率和治愈率,从而帮助更多的不孕夫妇实现生育健康宝宝的梦想。

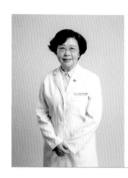

复旦大学附属妇产科医院主任医师、教授、博士生导师

林金芳

- 曾任复旦大学附属妇产科医院生殖内分泌及不育症专科主任
- 曾任复旦大学附属妇产科医院国家药物临床试验机构主任
- 曾任上海市女性生殖内分泌诊疗中心主任
- 曾任中华医学会妇产科分会生殖内分泌学组副组长
- 曾任中华医学会妇产科分会内镜学组委员
- 曾受聘国家自然科学基金评审专家、医疗事故鉴定专家、上海市医学会预防接种异常反应鉴定专家
- 曾任《中华医学杂志》《中华妇产科杂志》《生殖医学杂志》及《中国实用妇科与产科杂志》等杂志编委
- 现任中国人口与发展研究中心"适龄人群生育能力评估及健康干预研究"项目专委会委员
- 现任上海新虹桥国际医学中心多学科会诊中心主任兼首席专家
- 荣获中华医学科技奖三等奖和上海医学科技奖一等奖
- 2019年荣获第七届"妇产科好医生·林巧稚杯"奖
- 2021年荣获上海市女医师协会"白玉兰医学巾帼成就奖"

序 言 二

　　人类的生殖是一个复杂的生理工程,不仅需要种子
(精子、卵子)、土壤(子宫内膜)、适宜的环境(各种内分泌
激素)和气候(机体代谢),还需生殖器官有正常的结构和
功能。其中任何一个环节出现问题都会导致不孕不育,
给家庭带来不幸。因此,妇产科医生需要掌握这些复杂
的知识,并能灵活应用于解决不同患者的个性化问题,尤
其是熟悉雌激素在生殖中的作用至关重要。本书主编吴
敏教授在生殖领域耕耘数十年,积累了丰富的临床经验,
尤其是在雌激素的应用和排卵监测方面。排卵监测不仅
需要医生的临床观察(如基础体温、子宫颈的变化),还需
要 B 超的细致监测及排卵后的黄体支持,这些都是维持
正常生殖活动的重要环节。编者细致入微地在本书中介
绍了自己的临床经验,一定能为读者提供全新的见解和
指导。希望妇科医生们能够将知识应用于实践,为患者
的孕育成功保驾护航,为不孕家庭带来希望。

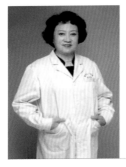

新疆医科大学第一附属医院妇科中心名誉主任、主任医师、博士生导师、二级教授

丁岩

- 中华医学会妇产科分会常务委员,绝经学组、感染学组委员
- 中国老年医学学会妇产科疾病诊治分会名誉主任委员
- 中国优生协会生殖道疾病诊治分会副主任委员
- 新疆医学会妇产科分会名誉主任委员
- 国家卫健委妇科四级内镜手术医师培训基地主任
- 《中华妇产科杂志》等 7 本国家级期刊编委
- 国务院政府特殊津贴专家、自治区具有突出贡献专家、自治区重点学科及重点专科学科带头人、自治区级教学名师
- 中国共产党第十八次全国代表大会党代表

前　言

　　"目前我国不孕症患病率已达 18％，新生儿人口不断下降，人口形势严峻。提高人口生育率是国家的重大战略需求。"这是中科院院士陈子江最近的提议。

　　因此，我们这些身处地广人稀遥远边疆的妇产科医生，更感到肩负的责任重大，都有沉重的历史使命感和紧迫的责任感。虽然生殖医学在我国起点较低，但已经取得了显著发展。目前，生殖医学的医疗资源主要集中在三甲医院的辅助生殖科。然而，在新疆基层一级或二级医院的妇科医生对此方面知识的了解还不够深刻，但面对的患者又众多。因此，我们希望通过讨论妇科医生在门诊常遇到的促排卵与黄体支持相关问题，抛砖引玉，以期获得更多的关注与知识引领，共同为提高我国的生育率和保障妇女健康做出贡献。

吴　敏

目　　录

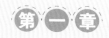

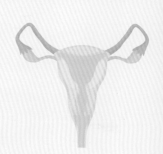

第一章

基 本 概 念

　　生育期女性的卵巢如果长期存在无周期性优势卵泡发育、成熟及排卵,或存在排卵后黄体功能不足和卵母细胞生成减少等病理状态,这些情况均称为排卵障碍。排卵障碍占女性不孕的 $25\%\sim35\%$ 。世界卫生组织(WHO)建议采用内源性催乳素(prolactin,PRL)水平、内源性黄体生成素(luteinizing hormone,LH)/卵泡刺激素(follicle stimulating hormone,FSH)水平、内源性雌激素(estrogen)水平 3 个参数,并归纳了共 7 类病因来对排卵障碍进行分类(表 1-1)。

表 1-1　WHO 排卵障碍分类

分类	类型	特征
I 类	下丘脑-垂体障碍	闭经,低促性腺激素性性腺功能减退型无排卵($5\%\sim10\%$),功能性病因(如过度运动或低体重)所致的下丘脑无排卵,PRL 不高,FSH 低,未见下丘脑-垂体占位性病变

（续表）

分类	类型	特征
Ⅱ类	下丘脑-垂体-卵巢功能障碍	各种月经周期失调,促性腺激素正常且雄激素正常的无排卵（70%～85%）;以多囊卵巢综合征（polycystic ovary syndrome, PCOS）为最常见,PRL 和 FSH 正常,有内源性雌激素生成迹象
Ⅲ类	卵巢衰竭	高促性腺激素性低雌激素的无排卵（10%～30%）,卵巢早衰,性腺发育不全,FSH 升高,PRL 不高
Ⅳ类	先天性或获得性生殖道疾病	补充雌激素［雌二醇（estradiol, E_2）］未引起撤退性出血
Ⅴ类	下丘脑-垂体占位性病变的 HPRL	高催乳素血症（hyperprolactinemia, HPRL）性无排卵,FSH 通常正常或降低
Ⅵ类	未见下丘脑-垂体占位性病变的 HPRL	除没有占位性病变证据外,与 Ⅴ 类相同
Ⅶ类	PRL 不升高伴下丘脑-垂体占位性病变	雌激素（E_2）低,PRL 和 FSH 正常或降低

最常见的排卵障碍是 WHO Ⅱ类,尤其是 PCOS。PCOS 的排卵障碍临床表现主要包括月经不规律、月经稀发、闭经或排卵障碍性异常子宫出血。这些症状是 PCOS 中国诊断标准的必需条件[1]。

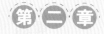

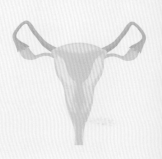

第二章

接诊技巧

本章主要介绍 WHO Ⅰ、Ⅱ、Ⅲ 类排卵障碍门诊促排卵的预处理与黄体支持。

第一节 病史采集

主要针对月经情况及相关的影响因素、婚育史、可能影响输卵管通畅度和盆腔环境的高危因素进行询问,初步判断患者是否存在排卵障碍或盆腔病变。

一、病史采集内容

1. 现病史 现病史是患者就诊时医生询问的主要内容之一,包括主诉(就诊目的)、疾病的症状、起始时间、发展过程等。

2. 月经史 询问患者的初潮年龄、月经周期天数、经期长短、经量多少、末次月经时间、有无痛经,以及其他伴随症状及其严重程度、是否进行性加重等。对于月经稀发或闭经患者,需了解月经改变的时间,是否用药及用药情况。

3. 婚育史　包括询问患者的婚姻情况、孕产史及并发症史、避孕方法、未避孕年限、性生活情况等。

4. 既往史　询问患者有无以下疾病病史及治疗史：盆腔炎症性疾病、结核等传染病、性传播疾病、甲状腺疾病、自身免疫性疾病等全身性疾病、慢性疾病；有无盆腔或腹腔手术史，以及有无过度运动史等。

5. 个人史　有无吸烟、酗酒、服用成瘾性药物、吸毒史，以及从事何种职业和特殊环境、毒物接触史。

6. 家族史　家族中有无近亲婚配，有无出生缺陷、遗传病、流产、不良孕产史等，还需重点了解家族血栓性疾病病史。

二、体格检查

体格检查包括全身检查和妇科检查。

1. 全身检查　主要评估体格发育及营养状况，包括身高、体重、体脂分布特征、体重指数（body mass index，BMI）、第二性征发育；挤压双侧乳房观察有无泌乳，有无甲状腺肿大、皮肤改变（如面部痤疮、黑棘皮病）等。

2. 妇科检查　观察外阴发育、阴毛分布（阴阜上的阴毛是否呈倒三角形或上延至脐部）、双乳晕上有无毛发（哪怕是一根细软的毛）、阴蒂大小、阴道有无异常分泌物及特殊气味；检查子宫颈是否光滑，有无异常分泌物；用双合诊或三合诊检查并评估子宫的位置、大小、形状、质地、活动度；检查附件区有无增厚、包块（大小和软硬程度）和压痛；

若子宫后位,活动度差,需检查子宫后壁是否光滑,直肠子宫陷凹及宫骶韧带处有无囊肿、结节和触痛;检查下腹部有无包块、压痛和反跳痛。

第二节 接诊要点

规律的月经周期为 21～35 天,经期为 2～7 天,出血量为 5～80 mL。同时,相邻月经周期长度的变化在 7 天之内,且无经间出血的情况,具有这样规律性的月经,可称为正常月经。其 4 个要素包括:月经周期、经期、月经量及规律性[2]。排卵障碍患者的临床表现通常包括月经不规律。因此,在接诊月经不正常的患者时,首先应询问她们是否有生育需求。在排除子宫内膜息肉、子宫肌瘤、生殖道畸形等器质性病变后,如果仅需要调整月经周期或经量,处理起来会相对简单。医生可以根据患者的年龄段及其所处的生理阶段采取相应的处理措施。例如,分析月经不规律是青春期卵巢功能尚未成熟导致,还是在生育期因工作劳累或精神压力导致,或是处于卵巢功能开始衰退的围绝经期。完成性激素 6 项及相关检查后,可以做进一步诊断和分析(详见后文)。

若患者无生育需求,可首先采用定期(月经周期后半期)孕激素撤退或雌孕激素序贯法(如果月经周期后半期无阴道出血,说明体内雌激素水平极低——无"应答",需要改为雌孕激素序贯法),甚至使用短效避孕药来调节月经周期和经量。在使用避孕药前,尤其是对 40 岁以上的妇女,必须询问家族史,了解其有无血栓病史、吸烟史等,并做好记录,以避免诱发血栓性疾病。同时,需告知患者避孕药可能导致的不良反应,如阴道出血量逐渐减少,让患者不必过度担忧。

对于有生育需求但月经不规律的女性,医生首先要向她们明确月经的概念。月经是在下丘脑-垂体-卵巢"司令部"的指挥下,相互调节,相互影响,通过几种女性特有的激素变化、传递和调节作用,引发"排卵";随后子宫内膜在雌激素的作用下不断增厚,经历从增生期到分泌期的"本质性"变化;最后,由于雌、孕激素水平下降,子宫内膜得不到支撑而发生脱落,导致阴道出血,这一过程称为月经。月经的内分泌调节受大脑高级中枢[下丘脑-垂体-卵巢轴(hypothalamic-pituitary-ovarian axis,HPO 轴)]的影响,同时体内其他内分泌腺也与月经周期有关[3]。形象地比喻为:子宫内膜在雌激素作用下像青草一样增殖生长,当雌激素分泌量增加,内膜越长越厚,达到一定"阈值"后,在大脑高级中枢(HPO 轴)的指挥下,卵巢开始排卵。排卵后,体内产生大量孕酮和少量雌激素。此时如未受孕,孕酮就像割草的镰刀,将青草割掉(子宫内膜萎缩),使子宫内膜恢复到未排卵前的厚度,导致阴道出血,从而进入下一个月经周期。如果此时发生性行为,处于腹腔负压环境下的卵子就被伞端"吸进"或"抓入"输卵管里并向子宫方向前进,在输卵管的"壶腹部"恰好遇上"白马王子"(精子),精卵结合形成受精卵,在雌、孕激素等共同努力下,到达最终的成长"摇篮"——子宫腔内,在这天然神奇的"水晶宫"内发育成长至足月。

如果一位妇科医生写病史时描述"患者 1 个月内出现 2 次月经或 4 个月才来 1 次月经,并伴有不规律阴道出血超过 10 天",这可能是对月经伴随排卵的阴道出血概念理解不清导致的错误。如果没有其他诊断可以确定患者伴随排卵,这种情况应称为"不规则阴道出血"。

此外,应教会患者计算自己的月经周期和经期,而不是仅报告"月经干净的第几天"。每次复诊时,让患者报告是月经的第几天,通过几次复诊,她就能够正确掌握时间并自行报告了。

还需要与患者建立良好的沟通,让患者充分了解月经紊乱类疾病的治疗过程可能较长,复诊次数多,特定复诊时间局限。医生需要逐步梳理,抽丝剥茧,全面、综合分析,力求为患者提供长远的解决方案。患者需耐心配合,信任医生,增强依从性并坚持治疗。尤其是对有生育需求的患者,医生应帮助她们树立信心,坚持治疗,抓住时机,往往能取得较快的治疗效果。

第三节 辅助检查

根据病史和体格检查的结果,选择适当的检查方法,包括盆腔超声检查、血液内分泌激素检测、输卵管通畅度检查及其他相关检查。

一、盆腔超声检查

盆腔超声检查应作为女性不孕症患者的常规检查项目，推荐经阴道超声检查。检查内容包括以下。

(一)子宫的位置、大小、形态、子宫肌层结构、子宫内膜厚度和分型

1. 子宫形态或结构异常　可能提示子宫畸形或发育异常。

2. 子宫壁占位　可能提示子宫肌瘤或子宫腺肌瘤。需关注占位大小、与子宫腔的关系，以及子宫内膜线是否变形或移位。在必要时，可进一步做三维超声、磁共振成像（magnetic resonance imaging，MRI）或宫腔镜检查。

3. 子宫内膜形态异常或占位　提示宫腔粘连、子宫内膜瘢痕化、子宫内膜息肉或黏膜下子宫肌瘤的可能。子宫内膜随卵泡发育而逐渐增厚，并根据月经周期呈现增生期、分泌期、月经期等不同变化。

在月经期，子宫内膜脱落，处于较薄状态；增生期时，内膜逐渐增厚；分泌期时，内膜显著增厚，为受精卵着床提供有利条件，促进胚胎发育成胎儿。

子宫内膜不仅在形成月经周期中发挥作用，对怀孕也具有重要的临床意义。超声检查是反映内膜状况的常用且简便的方法，主要检测内膜的厚度和形态。

子宫内膜分为 A、B、C 3 种类型。

　　A 型内膜：出现在卵泡期和增生期，通常在月经周期的第 6~10 天，厚度为 4~8 mm。B 超检查可见"三线征"，即外层和中央为强回声线，外层与子宫腔中线间为低回声区或暗区，形似人紧闭的嘴唇（图 2-1）。

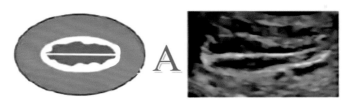

图 2-1　A 型内膜

　　B 型内膜：对应月经周期中的排卵期，B 超检查显示子宫内膜较厚，一般为 9~12 mm。在超声图像上，内膜呈现均匀的中等强度回声，但可能不连续，后期相对狭窄。子宫腔的强回声中线可能向心性增粗，断续不清，内膜周边呈现为细线状强回声，形似切开的未完全成熟的木瓜（图 2-2）。这种情况常见于排卵后。

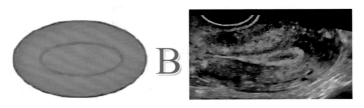

图 2-2　B 型内膜

C型内膜:对应月经周期的排卵后阶段,多见于黄体期。子宫内膜厚度通常为 10～14 mm。在超声图像上,内膜表现为均匀的强回声,无子宫腔中线回声,或者子宫腔中线断续不清,形似木瓜瓜瓤,界线模糊(图 2-3),此时"三线征"消失。

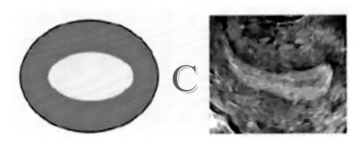

图 2-3 C型内膜

过渡形态:还存在一些从一种类型过渡到另一种类型的内膜形态,如 A-B 型(卵泡晚期至排卵期)和 B-C 型(黄体期至黄体晚期)。此外,还有一些特殊形态,如经期内膜和子宫腔分离状态等。

在临床上,我们不能仅凭内膜的形态或厚度进行诊断。如果 B 超显示的内膜类型与患者的生理周期不符,需做进一步的检查。这可能与内分泌失调有关,需结合患者的激素水平甚至基础病史来综合判断,并给予适当的治疗。

(二)卵巢基础状态评估

1. 测量卵巢体积 正常卵巢如同新疆的若羌红枣一般大小。测量双侧卵巢大小,计数双侧卵巢内直径为 2～

9 mm 的窦状卵泡数(antral follicle count，AFC)，以及测量优势卵泡的直径。若有直径≥10 mm 的卵泡，称为"有希望的卵泡"，在排除内分泌激素失调、卵泡壁厚等因素后，这些卵泡对促排卵药物有较高的应答性，有潜力发育成熟并排出。正常情况下，双侧卵巢内直径 2～9 mm 的 AFC≥9 个且单侧均＜12 个；若一侧或双侧卵巢 AFC≥12 个，为 PCOS 的征象；若双侧卵巢 AFC 5～7 个，则可能是卵巢功能减退征象，需要复查并结合其他检查指标综合评估。

2. 确认卵巢内是否存在异常回声　如存在，则需报告其性质、大小、与邻近器官的关系。泥沙样囊液回声提示子宫内膜异位囊肿(巧克力囊肿)可能；持续存在或增大的囊性或实性包块提示卵巢肿瘤可能；继发于促排卵周期的包块，需与卵泡囊肿或黄体进行鉴别(在下次月经周期的第 2～3 天通过阴道超声复查：大囊肿或包块是否还继续存在，以及排卵后孕激素是否仍处于高值，可以帮助鉴别)。

(三) 超声排卵监测

动态监测卵泡发育及排卵情况，并同时动态监测子宫内膜。在月经周期的第 2～5 天进行阴道超声检查，了解窦状卵泡和其他卵泡的情况，以及子宫内膜的形态和厚度。卵泡监测通常从月经周期的第 9 天开始，隔日 1 次，直至排卵发生(或者根据内膜每天增长约 1 mm，卵泡每天增长约 2 mm 的规律来计算，以便预约下次复诊的时间)。

(四) 卵巢外异常回声检查

检查卵巢外是否存在异常回声及其性质、形状、大小。

卵巢外的"腊肠状"或"串珠状"不规则无回声区,内部可见不完全分隔的带状强回声,提示输卵管积水可能。盆腔积液或包裹性积液提示盆腔粘连可能。此外,还需鉴别输卵管卵巢囊肿、盆腔输卵管脓肿等病变。

通过 B 超监测,可以观察卵泡及内膜的发育情况,从而提高患者受孕的概率。

二、实验室检查

(一)激素检测

1. 性激素 6 项检测 性激素 6 项检测是通过测定以下指标来评估女性内分泌功能,并诊断与内分泌失调相关的疾病,包括:卵泡刺激素(FSH)、黄体生成素(LH)、雌二醇(E_2)、催乳素(PRL)、睾酮(testosterone,T)、孕酮(progesterone,P)。建议在化验单上将 FSH、LH、E_2 作为前 3 项指标,并按此顺序置顶,后 3 项指标的排列顺序则可较为灵活。

下丘脑分泌的促性腺激素释放激素(gonadotropin releasing hormone,GnRH)能够促进垂体分泌 FSH 和 LH。FSH 和 LH 进一步促进卵巢排卵,并刺激卵巢分泌性激素,如 E_2、P。同时,卵巢分泌的性激素对下丘脑和垂体的激素分泌具有正反馈和负反馈调节作用。下丘脑、垂体与卵巢之间的这种相互调节和影响,构成了一个完整而协调的神经内分泌系统,即下丘脑-垂体-卵巢轴(HPO 轴)(图 2 - 4、图 2 - 5)。

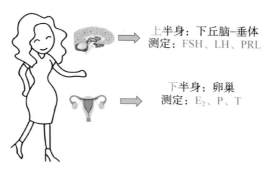

上半身：下丘脑-垂体
测定：FSH、LH、PRL

下半身：卵巢
测定：E₂、P、T

图 2-4 HPO 轴示意

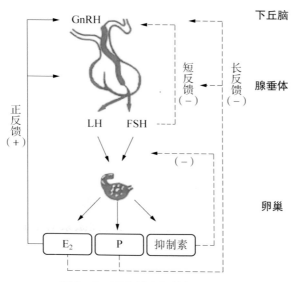

图 2-5 HPO 轴之间的相互关系

值得注意的是,性激素在不同月经周期会发生不同的变化,不同月经时间检测性激素 6 项也有不同的意义:①了解基础内分泌水平。通常在月经周期的第 2～5 天(月经期),或妊娠试验阴性、妇科超声检查提示双侧无直径大于 10 mm 的卵泡、内膜厚度小于 5 mm(卵泡生长初期)时抽血。②判断排卵或评估黄体功能。选择在月经周期的第 21～22 天或预计下次月经来潮前 7～8 天(黄体中期)抽血。③闭经患者的抽血时间。闭经患者可随时进行抽血检测。④高催乳素血症(HPRL)的检测。建议在上午 9～11 点,患者处于安静状态、空腹或饭后至少 2 小时,避开排卵期,避免剧烈运动、情绪波动、熬夜等影响因素后进行抽血检测。

当妇科医生拿到性激素 6 项化验单时,应首先了解抽血的时间,即是月经的第几天以及距离上次月经的时间。最好结合抽血当天的超声检查结果,了解卵巢中的卵泡或黄体情况,判断化验单所反映的是月经周期的哪个阶段。需确认化验单上各个项目的单位(如单位不同需进行相应的换算)。然后观察化验数值,并根据各项指标的周期性规律来判断是否存在异常。

在女性正常的月经周期中,卵泡早期的血 FSH 和 LH 均维持在较低水平,排卵前迅速升高,LH 可达到基础值的 3～8 倍,最高可达 160 IU/L 甚至更高,而 FSH 通常为基值的 2 倍左右,很少超过 30 IU/L。排卵后,FSH 和 LH 迅速回落至卵泡期水平。卵泡早期的 E_2 为 25～50 pg/mL,排卵前达到第 1 个高峰,可达 250～500 pg/mL,之后逐渐下降,排卵后达到最低点,然后再次上升,在黄体期形成第 2个高峰,但低于第 1 个高峰,约为 124.80 pg/mL,并维持一段时间,当黄体萎缩时降至卵泡早期水平。可以想象雌激素的变化类似于双峰骆驼的驼峰,有 2 个高峰,前高后低,后峰为雌激素的第 2 个高峰,与孕激素峰重叠。孕激素只有一个高峰,且是唯一一个在排卵后才出现的高峰。FSH和 LH 峰几乎与雌激素的第 1 个高峰重叠,LH 的升高尤为显著,可达基础 LH 值的 1.8～6 倍。T 和 PRL 在整个月经周期中变化不大,就像骆驼的缰绳一样没有起伏(图2-6)。

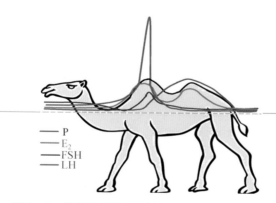

图 2-6　雌激素(骆驼双峰波形)及其他激素变化示意

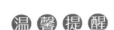

温馨提醒

　　T 升高由多种原因引起,如 PCOS、肾上腺疾病、药物影响等。T 在正常女性体内适量存在,过高会影响月经和生育。

　　PRL 升高见于妊娠、哺乳、应激状态、甲状腺功能异常、乳腺及垂体病变等,检测结果在正常上限 3 倍以下时需至少检测 2 次。

　　激素波动与月经周期、子宫内膜和卵泡发育的关系见图 2 - 7。

　　对于闭经患者,判断起来较为复杂。建议首先查看 P 和 E_2 的数值,以推断卵巢的当前状态:是处于黄体期(排卵后)还是卵泡期(排卵前)。接着,根据卵巢的状态,推断垂体此时的可能状态。在已知的雌、孕激素水平下,评估 FSH 和 LH 的水平应该是高、正常还是低? 随后,将这些推断与化验单上的实际 FSH 和 LH 测量值进行比较,看看与我们的推断是否一致。如果不符,需进一步探查是哪个器官出现了问题。最后,检查 PRL 和 T 的水平是否有升高,这可能提示其他内分泌问题。

　　建议阅读激素化验单的顺序为:孕酮(P)→雌二醇(E_2)→卵泡刺激素(FSH)和黄体生成素(LH)→睾酮

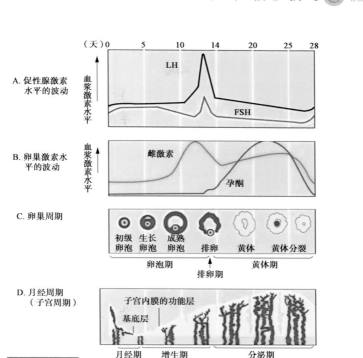

图 2-7 激素波动与月经周期子宫内膜和卵泡发育变化

(T)→催乳素(PRL)。这种顺序非常有助于系统地分析和解释激素水平。

下面分别介绍各项指标的临床意义。

（1）孕酮(P)(1 ng/mL＝3.18 nmol/L)

P 由黄体、肾上腺皮质和胎盘产生,它有利于胚胎着床,防止子宫收缩,并促进乳腺腺泡发育,为泌乳做准备。

1）判断排卵

● 在月经周期的第 21～22 天,或门诊促排卵时注射人绒毛膜促性腺激素（human chorionic gonadotropin，hCG）7 天后,测量 P 值。如果 P＞5 ng/mL,提示有正常排卵。如果 P＜5 ng/mL,提示此周期无排卵。需注意,未破裂黄素化卵泡综合征（luteinized unruptured follicle syndrome，LUFS）时 P 值也可能升高,此时需通过 B 超进一步鉴别。

● 卵泡早期 P＞1 ng/mL 可能预示促排卵疗效不佳,应通过 B 超检查是否存在 LUFS（通俗来说,卵泡像葡萄,但此周期的葡萄皮厚,葡萄籽蹦不出来,只能表皮起皱,葡萄汁变得不透亮,体积变小,萎缩成葡萄干了）。需等待 1～2 个月经周期后,通过 B 超复查确认大卵泡消失,方可继续促排卵。一般此种情况比较少见。

2）反映黄体功能

● 黄体中期 P＜10 ng/mL,或排卵后第 5、7、9 天 3 次测量 P 总和＜30 ng/mL,或妊娠 10 周前 P＜15 ng/mL,可作为诊断黄体功能不全（luteal phase defect，LPD）的标准。

● 月经来潮第 4～5 天,即卵泡早期血液中 P＞3 ng/mL,提示黄体萎缩不全或先天性肾上腺皮质增生症（congenital adrenal hyperplasia，CAH）。

3）了解妊娠状态

● P≥25 ng/mL,基本上可以排除异位妊娠;P＜5 ng/mL,提示妊娠物可能已经死亡（无论是宫内还是宫外）;P 急剧下降至＜15 ng/mL,可能提示胚胎停育或宫外孕;如果早孕期间 P 水平低,则流产风险较高。

(2) 雌二醇(E_2)(1 pg/mL＝3.67 pmol/L)

E_2 由卵泡分泌,促使子宫内膜进入增生期,并促进女性第二性征的发育。$E_2 > 9$ pg/mL 是性腺功能启动的标志,意味着女孩开始进入青春期。当 $E_2 < 30$ pg/mL,并且结合其他激素水平与患者症状,可以预测是否接近绝经期(围绝经期)。

1)水平过低

● 基础 E_2 低,同时 FSH 和 LH 也低,可能表明患有低促性腺激素缺乏症,病变可能位于下丘脑-垂体区域,如希恩综合征。

● 基础 E_2 低,而 FSH 和 LH 高,特别是 FSH 高,提示病变在卵巢。

● 基础 $E_2 < 20$ pg/mL,通常提示卵巢早衰。

2)水平过高

● 基础 E_2 过高可能是卵巢储备功能减退的早期迹象,这种变化早于 FSH 的升高。

● 基础 E_2 在 45～80 pg/mL,如果经阴道超声检查未发现直径 > 10 mm 的卵泡,无论年龄和 FSH 水平如何,都提示生育力下降,临床妊娠率降低。

● 基础 $E_2 \geqslant 100$ pg/mL 时,排除其他因素如囊肿、肝硬化、系统性红斑狼疮、肥胖、吸烟、妊娠及药物影响后,提示卵巢反应差,即使 FSH 水平 < 15 IU/L,也基本无妊娠可能。

● E_2 在 $250\sim300$ pg/mL 时,预示 48 小时内可能排卵。在促排卵治疗中,当卵泡直径$\geqslant18$ mm,且 E_2 水平达到 300 pg/mL 时,应停止使用人绝经期促性腺激素(human menopausal gonadotropin, hMG)[又称为尿促性素(menotropin)],并在当日或末次注射 hMG 后 $24\sim36$ 小时内注射 hCG $6\,000\sim10\,000$ IU。

● $E_2>75$ pg/mL 是诊断女性性早熟的指标之一。血 $E_2>20$ pg/mL 可以启动女性生殖器官和第二性征的发育。临床上,如果在 8 岁之前出现第二性征发育,并结合 E_2 升高,可以诊断为性早熟。

● $E_2<1\,000$ pg/mL,一般不会发生卵巢过度刺激综合征(ovarian hyperstimulation syndrome,OHSS)。$E_2>2\,500$ pg/mL,是发生 OHSS 的高危因素。应及时停用或减少 hMG 用量,并避免使用 hCG 可以预防或减少 OHSS 的发生。当 $E_2>4\,000$ pg/mL 时,约 100% 会发生 OHSS,并可能迅速发展为重度 OHSS。

● 绝经激素替代治疗监测中,一般建议将血 E_2 水平控制在 60 pg/mL 左右为宜[4],可评估使用最小激素替代治疗达到最佳效果的情况。

(3)FSH 和 LH

FSH 和 LH 像一对"姐妹花",它们均是垂体分泌的糖蛋白激素,共同促进卵泡的发育、成熟和排卵,并协同作用形成黄体,以及分泌雌激素和孕激素。在分析女性内分泌激素化验单时,FSH 和 LH 通常要一起阅读,既要看数值,还要看二者的比值,这些都是重要的考量因素。

1)判断排卵

● 当 LH>40 IU/L,并且结合 E_2 水平升高,提示 LH 峰的出现,可能在 24～36 小时后发生排卵。

● 在 E_2 峰后,如果 LH<10 IU/L 且卵泡直径>18 mm,通常是注射 hCG 的最佳时机。在相同的促排卵方案下,基础 FSH 水平越高,获得的卵子数目可能越少。特别是当基础 FSH>80 IU/L 时,基本上无妊娠可能。

2)分析闭经病因

● 如果基础 FSH 和 LH 均<5 IU/L,这可能是低促性腺激素闭经,提示病因可能在下丘脑或垂体。

● 如果 LH 明显升高,病变可能在下丘脑。

● 如果 LH 不升高,病变可能在腺垂体。

● 如果连续 2 个周期基础 FSH 值>40 IU/L,或者 LH 升高或超过 40 IU/L,为高促性腺激素闭经,病变可能在卵巢。

3)判断卵巢功能

● 如果连续 2 个周期基础 FSH 值>10 IU/L(间隔>4 周),并且 E_2 水平下降;通过超声检查发现双侧卵巢的 AFC<6 个,抗米勒管激素(anti-Müllerian hormone,AMH)水平为 0.5～1.1 ng/mL(1 ng/mL=7.14 pmol/L),均提示卵巢储备功能减退(diminished ovarian reserve,DOR)。

在卵巢功能衰竭前期，FSH 和 LH 可能仍在正常范围或正常高线上，但 FSH 通常比 LH 更早升高。因此，基础 FSH/LH 比值是预测卵巢功能的更敏感指标。即使 FSH 水平正常，如果基础 FSH/LH 为 2～3.6，也提示卵巢储备降低、卵巢低反应。

● 如果连续 2 个周期基础 FSH 值＞25 IU/L（间隔＞4 周），并且 E_2 水平低，这种情况发生在 40 岁之前，伴有停经或月经稀发超过 4 个月，提示早发性卵巢功能不全（premature ovarian insufficiency，POI）。如果 40 岁之前，2 个周期血清基础 FSH＞40 IU/L（间隔＞4 周），并且伴有月经稀发或停经至少 4 个月以上，提示卵巢早衰（premature ovarian failure，POF）。如果检查发现 2 个周期基础 FSH 值＞20 IU/L，可认为此时为卵巢早衰隐匿期，提示可能在 1 年后闭经（患者叙述病史，因为是回顾性的，必须提醒患者要清晰回忆闭经前末次月经的具体日期）。

● 基础 LH/FSH 2～3 为多囊卵巢综合征（PCOS）的参考诊断指标之一。目前，这一点已为大家所熟知。高 LH 血症是 PCOS 的特征之一，一般认为当 LH＞10 IU/L 时，即可诊断 PCOS。

● 在不孕症患者中，对于＜35 岁的女性且基础 FSH 升高的情况，通常预示卵巢储备功能下降或卵巢低反应（poor ovarian response，POR），而非卵子质量问题。这可能导致周期妊娠率和累计妊娠率降低，并可能伴随流产风险增加。但对于≥35 岁的女性，即使基础 FSH 水平升高，或≥38 岁即使 FSH＜10 IU/L，其治疗结局往往较差。因此，在没有特殊原因的情况下，建议有生育要求的女性最好在 35 岁前生育，因为年龄是一个极其重要且不可逆的因素。

● 当 FSH≥40 IU/L，且 LH 水平升高或处于正常高值，同时 E_2 呈现低水平或正常低值时，提示患者有卵巢不敏感综合征(insensitive ovary syndrome，IOS)或卵巢抵抗综合征(resistant ovary syndrome，ROS)。

4) 判断青春期启动

● LH＞5 IU/L，提示性腺启动。LH 基础值＞0.2 IU/L 可视为达到青春期水平。

● 真性性早熟(中枢性)时，FSH、LH、E_2 同时升高。

● 假性性早熟(外周性)时，FSH、LH 不高，而 E_2、T 及其代谢产物升高。

● 基础 FSH 和 LH 均＜5 IU/L，且卵巢激素水平低，提示下丘脑或垂体功能减退(Ⅰ型排卵障碍)，为低促性腺激素性闭经的表现。主要原因包括下丘脑-垂体功能低下、使用 GnRHa 垂体抑制性药物治疗后、妊娠期、哺乳期或使用雌、孕激素(避孕药)治疗期间[5]。

(4) 睾酮(T)(1 ng/mL＝3.47 nmol/L)

T 由睾丸、肾上腺皮质和卵巢分泌，可促进性器官发育，拮抗雌激素。

1) 升高

● 约 20% PCOS 患者血清 T 呈轻至中度升高，但一般<1.5 ng/mL(5.2 nmol/L);经治疗后 T 降低,可作为疗效指标。T 也可能正常,但有雄性化表现,如痤疮、毛发多、黑棘皮病等。

● 阴毛和腋毛的过早出现伴脱氢表雄酮>100 ng/mL(3.1 μmol/L),提示肾上腺功能初现。

● T 明显升高但脱氢表雄酮正常,提示间质-卵泡膜细胞增殖症。

● 短期内进行性升高的雄激素,T>1.5 ng/mL 及脱氢表雄酮>18.9 μmol/L,提示卵巢或肾上腺等产生雄激素的部位肿瘤。

● 有雄激素过多的症状和体征,雄激素测定在正常范围,根据 PRL 水平判定高催乳素血症(HPRL)。

● T 升高伴黑棘皮病,提示胰岛素拮抗-黑棘皮病。

2)降低

● T<0.02 ng/mL(0.069 4 nmol/L),预示卵巢功能低下。

(5)催乳素(PRL)(1 ng/mL=44.4 pmol/L=21.2 mIU/L)

PRL 由垂体分泌,促进乳腺的生长发育和乳汁形成。其检测值具有相关的节律性:入睡时>清醒时,下午>上午,上午 10~11 点最低,餐后>餐前。寒冷、性生活、情绪波动、熬夜、乳房刺激等因素都会使 PRL 升高。青春期和生育期保持相对稳定,绝经后下降。PCOS、甲状腺功能减退症及服用抗多巴胺药物也会使其升高。一次检测值偏高应排除影响因素后间隔 4 周复测 1 次,连续超过 2 次高于

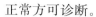

正常方可诊断。

1) 升高

● PRL≥25 ng/mL 为高催乳素血症（HPRL）；>50 ng/mL，约 20％患者有催乳素瘤；>100 ng/mL，催乳素瘤可能性达 50％，可选择性做垂体 CT 或 MRI；>200 ng/mL，常存在微腺瘤，必须做垂体 CT 或 MRI。

● 20％~35％的 PCOS 患者伴有 PRL 升高，应进一步检查排除甲状腺、卵巢、肿瘤等相关问题。

● 部分原发性甲状腺功能减退者的促甲状腺素（thyroid stimulating hormone，TSH）升高，导致 PRL 增加（门诊发现 TSH 升高时一定要再次复查 PRL）。

● 氯丙嗪、抗组胺药、甲基多巴、利血平等可引起 PRL 升高，但一般<100 ng/mL。

● 100~300 ng/mL 时，有 86.7％的患者发生闭经；>300 ng/mL 时，闭经达 95.6％。如果 PRL 和 TSH 同时升高，提示甲状腺功能减退引起的闭经。

● 妊娠后 PRL 开始升高，妊娠末期可达 200~400 ng/mL；如果不哺乳，产后 3~4 周降至正常，哺乳者因婴儿吸吮刺激，半年至 1 年后恢复正常。

● 若 PRL 在正常值 3 倍以上，一次即可确诊；如果低于正常值上限 3 倍，至少检测 2 次。

2) 降低：常见于希恩综合征（垂体功能减退）、单纯性催乳素分泌缺乏、使用抗 PRL 药物（如溴隐亭、左旋多巴、维生素 B_6）等。

知 识 链 接

性激素 6 项检查在临床中应用非常广泛,在具体的应用中还要动态测定,并结合临床表现、B 超检查、AMH 综合判断。另外要注意各项检测值的单位,注意换算,避免判断失误。

- 孕酮 1 ng/mL=3.18 nmol/L
- 雌二醇 1 pg/mL=3.67 pmol/L
- 睾酮 1 ng/mL=3.47 nmol/L
- 催乳素 1 ng/mL=44.4 pmol/L

2. 甲状腺激素检测

在排查排卵障碍的同时,一定要了解患者的甲状腺功能,因为甲状腺分泌的 T_3、T_4 对性腺的发育成熟、维持正常月经和生殖功能具有重要影响。

青春期以前发生甲状腺功能减退者,可表现为性发育障碍,使青春期延迟。临床表现包括月经失调、月经过少、月经稀发,甚至闭经。患者多合并不孕,自然流产和畸胎发生率增加。

甲状腺功能轻度亢进时,甲状腺素分泌和释放增加,子宫内膜过度增生,临床表现为月经过多、月经频发,甚至发生功能失调性子宫出血。当功能亢进进一步加重时,甲状腺素的分泌、释放及代谢等过程受到抑制,表现为月经稀发、减少,甚至闭经。在 2022 年《妊娠和产后甲状腺疾病诊治指南》中也指出,妊娠期甲状腺疾病可以损害子代神经系统的发育,增加早产、流产、低出生体重儿、死胎以及妊娠期高血压疾病等风险。

查看患者的 TSH 是否≤2.5 mIU/L(如果是无生育要求的正常女性,4.2 mIU/L 为最高正常范围上限,无需纠正。但若有备孕需要,则须口服左甲状腺素片调整 TSH 至 2.5 mIU/L 以下)。

甲状腺激素参与 HPO 轴对月经周期、卵泡发育和排卵的调节,亦可能对子宫内膜容受性和妊娠结局有直接影响。不孕患者中有相当一部分存在甲状腺内分泌功能紊乱或甲状腺疾病,而且发病率高。不孕妇女中轻微甲状腺功能减退的患病率为 5%~15%;伴有排卵功能障碍的不孕患者中,TSH 异常升高者占 6.3%;因不孕症初诊检出 TSH 升高的比例约为 4%。

临床甲状腺功能减退的妇女计划妊娠,需要通过左甲状腺素片替代治疗将甲状腺激素水平恢复正常。具体治疗目标是:血清 TSH 0.1~2.5 mIU/L,更理想的目标是 TSH 上限切点值降至 1.2~1.5 mIU/L。妊娠期临床甲状腺功能减退的治疗目标是将 TSH 控制在妊娠期特异性参考范围的 1/2。如果无法获得妊娠期特异性参考范围,TSH 可控制在 2.5 mIU/L 以下[6]。

一旦发现妊娠,在原剂量基础上增加 20%~30% 剂量,并立即复查甲状腺功能和抗体。产后恢复孕前用药水平。

妊娠期临床甲状腺功能减退应即刻治疗！依据妊娠特异的 TSH 正常范围,调整左甲状腺素片的剂量,每 2～4 周测定 TSH、TT_4/FT_4,达标时间越早越好。血清 TSH 稳定后可以每 4～6 周检测 1 次。左甲状腺素片治疗的剂量要根据 TSH 水平决定:TSH>4.0 mIU/L,左甲状腺素片的起始剂量 50 μg/d;TSH>8.0 mIU/L,左甲状腺素片 75 μg/d;TSH>10 mIU/L,左甲状腺素片 100 μg/d。每次增加 25～50 μg,左甲状腺素片剂量应根据 TSH 水平变化调整,以 TSH<2.5 mIU/L 为标准。

分娩后,左甲状腺素片减至孕前水平,产后 6 周复查甲状腺功能。服药注意事项:左甲状腺素片晨起空腹顿服,与豆制品、牛奶、钙剂、铁剂、高膳食纤维食物等间隔 2～4 小时食用,以免影响药物的吸收。

3. 抗米勒管激素(AMH)检测

AMH 是卵巢衰老最准确的生物标志物。相较于 FSH、E_2、AFC,AMH 能更早反映卵巢储备随年龄下降的趋势,且其水平不受月经周期、激素类避孕药和怀孕的影响。AMH 正常值范围为 2～6.8 ng/mL,数值越高,代表卵子存量越多;数值越低,说明卵巢功能越差。当血清 AMH>10 ng/mL 时,PCOS 的确诊率可达 97%～100%。

(二)"种子""通路""土壤"三大要素

医生在预处理内分泌调节前,必须查清楚夫妻双方的"种子"(即精子与卵子的数目和质量),"通路"(即双方"种子"的活动通路是否通畅),"土壤"(即子宫内膜和子宫腔的内环境是否适合受精卵的成长)三大要素。就如同种庄稼一样,优质的种子通过良好的通路结合成受精卵,在良好的土壤中才能茁壮成长。因此,夫妻双方一定要完善相关检查,男女同治,受孕率才能提高。

1. 男性

(1)精液常规检查:是评估男性生育能力的重要方法。采样前 2～7 天应严格禁欲(无性交、无手淫、无遗精)。精子的生成过程需要 3 个月左右,因此,调整至优质的 a 级精子需要一定的时间。此外,与女性的综合检查相比,男性的精液分析要方便、快捷得多。

(2)精液的显微镜检查:称为精液有形成分分析,包括精子活动率、精子活动力、精子计数、精子形态分析和精子凝集现象检查及其他有形成分检查等,需采用标准化的操作和计数方法才能获得准确和可靠的结果。

1)精子活动率:是指活动精子占精子总数的百分比。射精后 30～60 分钟内,精子活动率应达到 80%～90%。如果活动率<40%,应进行精子活体染色,检查精子的存活率。

2)精子活动力:是评估男性生育能力的重要指标。WHO 将精子活动力分为 4 级。

a 级:精子快速向前运动,37℃,精子速度≥25 $\mu m/s$;或 20℃,精子速度≥20 $\mu m/s$。如同《动物世界》影片中的角马过河——成千上万的精子,在宫腔液内,争先恐后地向双侧输卵管内口游去。最后靠着输卵管内部的小纤毛摆动和外部输卵管肌肉节律性地收缩,向输卵管伞部游去。它们是使女方怀孕的"先遣部队"主力军。

b级:慢速或呆滞向前运动。

c级:非前向运动(精子速度<5 μm/s)。

d级:不动。

正常情况下,标本采集后 60 分钟内,应至少有≥50%的精子呈中度或快速直线运动。但生理情况下,射精后数分钟精子离开女性后穹窿的精液池,在女性排卵期的"瞳孔样"瀑布状的拉丝白带——宫颈黏液中,如同鲤鱼跳龙门般逆向朝上反跳钻入宫颈口,继而游进子宫腔,开始"角马过河"式的大运动。因此,精子活动力的评价具有一定的局限性。

3)精子计数:包括精子密度和精子总数。精液中精子密度与受精率和妊娠率相关,一次射精,精子数达到(20～250)×10^6/mL 为正常,减少或增多都可能引起不育。精子计数<20×10^6/mL 为少精子症;若精液多次检查无精子,则称为无精子症。WHO 推荐使用血细胞计数板法进行精子计数,也可以采用精子专用计数板法。健康成年男性的精子数量存在明显的个体差异,同一个体的精子数量变化范围也很大,受禁欲时间、病毒感染和精神压力等因素影响。

4)精子形态分析:正常精子头部为椭圆形,尾部长而弯曲,类似蝌蚪,长约 60 μm,由头部、颈部、中段和尾部组成。简单的形态学评价将精子分为正常和异常两类。异常精子可能出现各种缺陷,如头部形态异常(大头、小头、锥形头、梨形头、无定形头、空泡样头和双头等)、颈部和中段缺陷、尾部缺陷(短尾、无尾、双尾、卷尾和断尾等)。生育能力正常的男性中,正常形态精子比例应超过 50%,低于 4% 多提示不育。生育组正常形态精子比例通常超过 15%,且生育组与不育组相比,精子头部的长度和宽度比率的差异有统计学意义。

5) 精子凝集现象检查:是指活动精子以各种方式(如头对头、尾对尾或混合型)相互黏附在一起的现象,以分级方式报告。

1 级:零散的,每个凝集<10 个精子,有许多自由活动的精子。

2 级:中等的,每个凝集 10~50 个精子,存在自由活动精子。

3 级:大量的,每个凝集>50 个精子,仍有一些活动的精子。

4 级:全部的,所有精子凝集,数个凝集又粘连在一起。

此外,也有采用"一"(无凝集)~"3+"(所有可动精子凝集在一起)的形式报告。精子凝集现象提示可能存在抗精子抗体,免疫球蛋白 G(IgG)和免疫球蛋白 A(IgA)抗体与免疫学不育有密切联系,但需进一步实验证实,如采用免疫珠试验、混合抗人球蛋白试验来鉴别抗体种类。单凭此现象尚不足以推断免疫因素介导的不育症。

6) 精液中其他有形成分检查:正常精液中除精子外,还会出现其他细胞,如尿路上皮细胞、白细胞、未成熟生精细胞,以及细胞碎片和各种颗粒。由于这些细胞大小和细胞核形状相似,存在鉴别困难。WHO 推荐采用过氧化物酶染色来识别白细胞(过氧化物酶阳性)、生精细胞、淋巴细胞(过氧化物酶阴性),从而鉴别感染和不育症[7]。

温 馨 提 醒

　　在基层医院,往往没有独立的男科,作为妇科医生也要学会阅读精液化验单是否正常。以下是一些基础数据,需要牢记:a+b 级精子≥50%,才有可能使卵子受精;前向运动精子(progressive motile sperm,PR)≥32%;总精子活动率[PR+非前向运动精子(non-progressive motile sperm,NP)]≥40%;畸形率<96%;碎片率<15%算作正常。当然,PR 的数值越高越好。

　　2. 女性

　　输卵管通畅情况:检查方法包括传统的子宫输卵管造影(hysterosalpingography,HSG)、超声下子宫输卵管造影(hysterosalpingo-contrast sonography,HyCoSy)、输卵管通液术、经宫腔镜输卵管插管通液术。目的是判断女性输卵管是否出现堵塞的情况。

　　X 线检查借助造影剂可了解子宫和输卵管的形态、位置、大小、有无畸形,为诊断先天性子宫畸形和输卵管通畅程度的首选方法。它能直观地显示出输卵管的长短、弯曲度、病变范围、粘连和梗阻的显影形态,有无外部加于输卵管的压迫(由子宫肌瘤和卵巢囊肿引起),伞端开放情况,盆腔对比剂弥散情况等。

HSG 是通过导管向宫腔及输卵管注入造影剂,行 X 线透视及摄片,根据造影剂在输卵管及盆腔内的显影情况了解输卵管是否通畅、阻塞部位及宫腔形态。该检查损伤小,能对输卵管阻塞做出较正确诊断,准确率可达 80%。

HyCoSy 能在超声下实时观察造影剂的流动与分布,图像清晰、无创、无放射性,操作较为简便,具有较高诊断价值。

做造影操作前,应先签署知情同意书,并告知患者注意事项。术前必须做碘过敏试验,虽然过敏情况极少发生,但仍不能大意。造影后注意应用抗生素预防感染、止血、禁止性生活半个月。避孕 1 个月后方可开始进行试孕。

需提醒一下:部分患者如果做造影后当月怀孕了,后续正常产检即可,B 超、MRI 这些检查是安全且无创伤的,不需要终止妊娠。

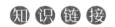

X 线检查对于哺乳动物及其胚胎所产生的不良影响存在阈值,美国妇产科协会(American College of Obstetricians and Gynecologists,ACOG)于 2017 年发

布的相关指南指出,X线辐射对胎儿的影响和风险主要取决于胎龄和射线剂量。妊娠0~2周,致畸剂量的阈值是50~100 mSv,主要影响胎儿死亡;妊娠3~8周,致畸剂量的阈值是200 mSv,主要影响先天性畸形;妊娠9~15周,致畸剂量的阈值是60~310 mSv,主要影响智力和畸形。妊娠16~25周,致畸剂量的阈值是250~280 mSv,主要影响智力。所以射线剂量不超过50 mSv,一般就不会有较明显的影响。一次普通胸片的射线剂量为0.02 mSv,一次膝关节X线检查的射线剂量为0.005 mSv,一次普通牙片的射线剂量为0.01 mSv,一次头部CT的射线剂量为2 mSv,一次胸部CT的射线剂量为8 mSv。这些检查的辐射剂量,与前面说的50 mSv相比低了很多。也就是说,要连着拍摄2 500次胸片,或者连着做6次胸部CT,才会有影响。

因此,子宫输卵管造影后2周即可同房,避孕1个月后可开始试孕。如果超声输卵管造影检查显示输卵管通畅,次月即可备孕[1]。

对于造影检查提示输卵管梗阻或通而不畅的患者,建议在宫腔镜下行子宫-输卵管内口插管通液,以便在宫腔镜下精准寻找到输卵管的开口;或者宫腔镜与腹腔镜联合操作,进行输卵管伞端造口,以便将精子与卵子相遇的通道打开。

对于既往有药物流产史并继发不孕的女性,孕胚在药物作用下被杀死后往往从底蜕膜就开始出血,随后组织剥离脱落,若脱落不全则需进一步行清宫术。另外,那些曾有月经期带血性交史的女性,在性生活时子宫盆底肌肉会发生收缩,易形成宫腔内血液因负压而倒灌,进而可能发生子宫腔或输卵管管腔的粘连和堵塞。

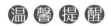

以上是在门诊促排卵治疗排卵障碍前妇科医生必须弄清楚的重要内容。有了优质的种子,通畅的道路,再通过妇科医生的内分泌辅助调节,患者才会有喜获妊娠的机会。

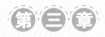 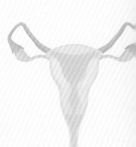

诊 疗 思 路

第一节 WHO 排卵障碍的 3 个问题及分析

一、"种子"问题

"种子"问题涉及卵子或精子数量不足、质量低下、无排卵、卵子耗竭等情况。

检查时间安排如下：男性需在禁欲 3 天但不超过 5 天时，采集精液进行精子分析。a＋b 级精子的比例必须≥50％，尤其是 a 级精子的质量和活动力至关重要。

女性在促排卵周期需进行多次阴道超声检查，具体如下。

在月经周期的第 2～3 天(卵泡早期)进行阴道 B 超检查。应向患者说明，为了明确不孕原因，可以在月经期间进行阴道超声检查，其准确率为 97％～98％，高于腹部 B 超的 90％。医生操作时不会引起感染，以消除患者的顾虑。

月经期检查有助于更准确地了解子宫及其周围环境（"水晶宫"）的大小、质地、位置、肌层和内膜情况。若子宫后位或有粘连迹象，医生可通过阴道内手指操作检查子宫的活动度，或立即进行三合诊，以协助诊断与不孕相关的疾病（如子宫内膜异位症：检查子宫后壁是否有凹凸不平的硬性结节或后穹窿的囊性/硬性包块）。同时，还可检查是否存在影响受精卵着床的子宫肌瘤或子宫内膜息肉等器质性病变。

月经周期卵泡期正常子宫内膜厚度一般为 $3\sim4$ mm，呈 A 型。还需检查双侧附件是否有异常或囊肿（需排除上个周期未破裂的大卵泡，结合性激素 6 项分析，观察孕酮水平是否 >5 ng/mL 或 <0 以鉴别；通过检测血 CA125 >35 IU/mL 来分辨病理性影响怀孕的巧克力囊肿）。

若 B 超显示子宫内膜为 B 型，通常表明接近排卵期或正处于排卵期，此时内膜厚度已增至 $9\sim12$ mm，可能处于月经周期的第 11 天至排卵日，此时内膜状态有利于受精卵着床，受精率较高。

若 B 超显示子宫内膜为 C 型，则表明处于排卵后状态，通常在黄体期，此时内膜厚度一般为 $10\sim14$ mm，呈强回声，子宫腔中线不明显。

正常成熟卵泡数量一般不超过 10 个，排卵前卵泡最大直径为 $17\sim24$ mm。在月经第 $2\sim3$ 天进行阴道超声检查时，主要观察卵巢上的窦状卵泡数（AFC），即较大的卵泡，直径一般为 $2\sim8$ mm，双侧总和 $7\sim14$ 个表示卵巢储备功能正常。若 AFC<4 个,结合月经第 2~4 天的性激素 6 项和 AMH 指标,可评估卵巢储备功能低下,有助于判断生育能力。然而,多项研究证实,在排除年龄因素后,单纯的卵泡数量减少,经过预处理后并不影响自然生育能力。

卵巢储备功能是指卵巢内卵泡发育为可受精卵母细胞的能力,取决于卵母细胞的数量和质量。生育潜能是指女性生殖系统的受孕能力。女性出生时,卵巢内约有百万个始基卵泡,至青春期减少至 30 余万个,此后不会再产生新的卵泡。女性成熟后,每次月经周期会消耗一批卵泡,储备逐渐减少,当卵泡耗尽时,女性即进入绝经期。卵巢储备即指卵巢目前剩余的卵泡数量,剩余卵泡越多,受孕可能性越大。临床上常用的卵巢储备检测指标有:FSH、AFC 和 AMH。

1. 卵泡刺激素(FSH)

卵泡早期(月经第 2~4 天)FSH(基础 FSH)是基于卵巢激素对垂体分泌的反馈机制,属于间接反映卵巢储备的指标。在月经周期开始时,E_2 和抑制素 B 处于最低点,向 HPO 轴提供反馈。卵巢储备正常的女性在此阶段能维持 FSH 在正常范围内。相反,若此阶段 FSH 值升高,则提示卵巢储备池中卵泡减少,导致卵巢激素产物不足。

优点:FSH 在临床上广泛应用,因为升高的基础 FSH 预示着卵巢储备功能减退(DOR)的晚期,具有较高的阳性预测值;同时,基础 FSH 对于卵巢刺激的低反应性具有较高的特异性。

缺点:基础 FSH 检测受限于月经周期时间,周期内外变化较大,且其临床应用的敏感性不足,仅在明显升高时才有显著意义;基础 FSH 检测需要结合 E_2 检测来增加其灵敏度;对于卵巢过度刺激综合征(OHSS)没有预测价值。

2. 窦状卵泡计数(AFC)

AFC 是通过超声观察到的两侧卵巢的总窦状卵泡个数(直径 2～10 mm 的卵泡),通常在卵泡早期进行检查。当 AFC<7 个时,提示 DOR。

优点:该方法简便易行,周期内、周期间相对稳定;对卵巢低反应的预测具有高特异性;可以预测 OHSS 的风险。

缺点:其准确性受个体肥胖、超声医生检查水平、超声机器型号等因素的影响;AFC 可能过高估计 FSH 敏感卵泡和获卵数,因为不可避免地会将相同大小的闭锁卵泡计入 AFC。

3. 抗米勒管激素(AMH)

AMH 由正常早期卵泡分泌,不依赖于循环血中的促性腺激素水平,因此可以在月经周期的任何时间检测,且相对稳定。AMH 与原始卵泡池高度相关,与年龄呈负相关。女胎卵巢在约妊娠 36 周时开始分泌 AMH,分泌量在女性青春期时增加,约 25 岁时达到峰值,之后逐渐下降,直到绝经前几年降至检测值下限。

优点:AMH 是最早和最敏感的卵巢储备功能检测指标;能较可靠地预测卵巢反应性;可预测 OHSS 风险。

缺点:AMH 检测的主要局限性在于实验方案的差异,

缺乏国际标准实验方案,存在不同实验室、样本稳定性和储存等导致的批间和批内差异。

关于 AMH 与 AFC 哪个指标对卵巢储备功能的预测在临床上更准确,国内学者存在两种观点。一种观点认为,AMH 主要由窦前卵泡和小窦状卵泡的颗粒细胞分泌,其水平不受月经周期和外源性性激素的影响,因此 AMH 是从反映卵巢窦细胞数量来评价卵巢储备功能。另一种观点认为,月经周期早期(第 2～3 天)AFC 是指直径为 2～9 mm 的卵泡数,它们从上一周期的黄体期开始发育,基本上能反映此治疗周期内可以继续发育或成熟的卵泡数目。AMH 不在闭锁卵泡中表达,所有生长卵泡均分泌 AMH,但它仅反映与血管床接触的卵泡分泌。因此,AFC 与血清 AMH 水平之间存在正相关,但也可能出现差异。笔者倾向于后一种观点。

若颗粒细胞闭锁,可能会阻碍 AMH 的产生。AMH 主要提供关于小的、非闭锁卵泡数量的信息,而 AFC 有助于确定卵泡大小,在卵泡直径相对较大时,预测反应性的价值高于 AMH。当卵泡主要是直径 1～2 mm 小卵泡时,患者可能显示出较高的 AMH 水平,而多数具有较大卵泡(直径＞6 mm)的患者,AMH 水平可能并不会如此高。

因此,在 AFC 与 AMH 不一致的情况下,应更倾向于使用 AFC 来预测卵巢反应性。

二、"通路"问题

输卵管是精子与卵子结合的重要且唯一的通道,其长度为 8～14 cm。其结合的过程如下。

第 1 步:房事后,精子经过"千里迢迢"跋涉到达输卵管内口,然后从狭窄的输卵管间质部、峡部被输送到宽敞的壶腹部。如果正值排卵期,从输卵管伞端吸拾进来的"卵公主"与随时待命的"精王子",就在这宽阔的壶腹部"婚房"内结合。

第 2 步:在输卵管外层肌肉的节律性收缩和内部输卵管小纤毛的"划龙舟样"的摆动作用下,受精卵在输卵管内以滚动方式迁移,数天后返回子宫腔。如果输卵管内遇到"障碍物",如炎症粘连或管腔狭窄,可能会导致受精卵在返回子宫腔的过程中受阻,这可能导致"宫外孕"的严重后果。

在无意外的情况下,受精卵会顺利地钻回子宫腔,在宫腔内像个"蹦床"运动员,从宫腔的多个侧壁蹦来蹦去以寻找合适的立足点,最后选择落脚于最合适的"土壤"(子宫内膜)。它像一颗烧烫的煤球,融化了内膜的最外层,将自己埋进去,该过程就称为种植着床。这一过程通常需要 6～7 天。

随着胚囊的继续生长,着床处的子宫内膜逐渐隆起,形成胚胎,并在胚胎表面形成许多绒毛状突起,这些突起逐渐分支,形成绒毛状结构。

三、"土壤"问题

胚胎"种子"埋下去并生根发芽生长,需要周边有良好"环境",尤其是赖以生存的"土壤"(松软且"肥料"等养分充足)。如果有宫腔炎(长绸带似的粘连膜或丘陵状的肉坡),有内膜息肉、黏膜下肌瘤(松软草地里的柔软或坚硬的赘生物),或既往结核的干酪样结节(荒芜的"石板地"),最初表现是受精卵种植时"埋"不下去。过段时间,胚胎不会继续生长而夭折。因此,强调宫腔内要"环境好"。而内膜的好坏,"土壤"质量的高低,很重要的前提条件就与女性体内的激素水平有关。

女性自青春期开始,就一直经历着妇科内分泌的动态变化,尤其是被当作女性之本的雌激素如果发生异常,可能会引起各种临床症状和疾病。因此,掌握正常女性雌激素周期性变化的特点,熟练掌握外源性雌激素补充的分类、特点及剂量,才能在临床上适时、适量地使用雌激素。

人体内源性雌激素主要在卵泡内合成,排卵前由卵泡内膜产生,排卵后由黄体分泌。大部分雌激素由睾酮衍化,在 LH 的刺激下,以胆固醇为底物,经过一系列酶的作用,从而产生雌激素。在补充外源性雌激素之前,应牢记:适量补充小剂量雌激素可以诱导下丘脑-垂体功能,从而诱发排卵;而超过适宜剂量的"大"剂量雌激素则会抑制排卵。当雌激素的分泌达到阈值(≥200 pg/mL)并维持 48 小时以上,雌激素即可发挥正反馈作用,刺激 LH 分泌高峰。在黄体期,协同孕激素对下丘脑有负反馈抑制作用[3]。每位患者能够诱发排卵的"雌激素小剂量阈值"是多少？这需要通过临床观察和分析来确定。

卵巢主要合成雌二醇(E_2)和雌酮(E_1),由 E_1 转化形成的 E_2 活性最强,而血液循环中的雌三醇(E_3)活性最弱,是 E_2 和 E_1 的代谢产物[8]。

外源性雌激素包括天然和合成 2 种:甾体类合成激素(如炔雌醇、尼尔雌醇等)和天然雌激素(如植物源的戊酸雌二醇、17β-雌二醇,动物源的结合雌激素等)。

知 识 链 接

本文中主要讲解唯一动物源的结合雌激素在临床上的应用。

它是从怀孕母马的尿液中提取的天然结合雌激素,由美国惠氏原研的倍美力已经上市 80 多年,疗效确切,不良反应小。在国内称为红丽来,是国内独家、全球第二家的天然结合雌激素产品。

结合雌激素的主要成分是孕马雌酮,每片的剂量为 0.625 mg,但其产生的生物效应相当于戊酸雌二醇片(补佳乐)2 mg 所产生的生物效应;也相当于 17β-雌二醇片/雌二醇地屈孕酮片(芬吗通)1-10 含有 E_2 1 mg 和地屈孕酮 10 mg(1 片)所发挥的作用。

人工周期的传统及临床方法(即教科书上经典的雌孕激素序贯法或联合法)经总结创新及临床观察随访可知,人工周期调整对于大多数排卵障碍患者的后期排卵及积极受孕意义重大。进行人工周期前,医生一定要认真思考和分析:此患者目前处于什么年龄段? 是否具有排卵能力? 现处在排卵周期的哪一阶段? 以往此患者雌激素的周期性变化特点如何? 为此,要首先学会熟练地阅读和分析内分泌化验单并进行综合评估,才能找出问题的症结,从而得到解决病症的正确方法和最适当的用药剂量。

总结上述内容,血清测定内分泌激素内容需着重分析以下几点。

(1) 查出基础 FSH 水平。

(2) 测出 LH,算出 FSH/LH 比值,或者 LH/FSH 的比值。

(3) 明确基础 E_2 水平值。

(4) 排除 PRL 偏高或偏低。

(5) 查出 T 的水平是否正常。

(6) 甲状腺功能(T_3、T_4、TSH)的检测也是必测项目,可与上述项目同时抽血检测。

表 3-1 性激素 6 项的参考范围

名称	参考范围	备注
FSH	卵泡期 1.5~10 mIU/mL 排卵期 8~20 mIU/mL 黄体期 2~10 mIU/mL 绝经期>20 mIU/mL	IU/L= mIU/mL
LH	卵泡期 2~15 mIU/mL 排卵期 20~200 mIU/mL 黄体期 4~10 mIU/mL 绝经期>20 mIU/mL	IU/L= mIU/mL
E_2	基础值 25~45 pg/mL 排卵前 250~500 pg/mL	1 pg/mL=3.67 pmol/L
P	卵泡期 0.92±0.52 ng/mL 排卵后>3 ng/mL	1 ng/mL=3.18 nmol/L
T	0.29±0.14 ng/mL	1 ng/mL=3.47 nmol/L
PRL	5.18~26.53 ng/mL	1 ng/mL=21.2 mU/L

第二节　门诊处理

一、不同种类排卵障碍雌激素的应用

(一) WHO I 类排卵障碍

对于此类患者,应用雌孕激素序贯法是必须的。由于

多种原因,随着年龄增加,女性雌激素水平可能下降,导致生育能力逐渐下降。这与卵巢储备减少、卵母细胞和胚胎质量下降密切相关。

1. 卵巢储备功能减退(DOR)　DOR 是由于卵母细胞数量减少和/或质量下降,导致卵巢功能不足,引起生育力下降,同时伴有 AMH 水平降低、AFC 减少、基础 FSH 水平升高。

2. 卵巢功能下降　包括早发性卵巢功能不全(POI)和卵巢早衰(POF)。

POI 是指女性年龄<40 岁,月经稀发或停经至少 4 个月以上(包括原发和继发性闭经),至少 2 次血清基础 FSH>25 IU/L(连续 2 次,测定间隔>4 周)、雌激素水平波动下降。可分为原发性 POI 和继发性 POI。对于低雌激素 POI 女性,完全可以通过激素替代治疗缓解症状和进行预防。原发性 POI 往往存在染色体数目/结构异常或基因缺陷,如 45,XO/46,XX 嵌合等,医源性 POI 也归于此类。继发性 POI 患者若有生育要求,经激素替代治疗后仍有 5%的自然妊娠率。应鼓励此类患者监测排卵,积极试孕,或通过赠卵等辅助生殖手段来达到生育目的[10]。

POF 是指女性 40 岁以前出现闭经,促性腺激素水平升高,FSH>40 IU/L,同时雌激素水平降低,并伴有不同程度的低雌激素症状。对于低雌激素 POI 女性,可以通过激素替代治疗缓解症状和进行预防。卵巢低反应表现为卵巢刺激时周围发育卵泡少,血雌激素峰值低,促性腺激素用量多,周期率高,活卵数少,临床妊娠率低。

3. 先天性卵巢功能低下　常表现为卵巢体积偏小、延迟发育。这类患者需通过改变生活方式、饮食调整和外源性雌孕激素序贯法,来促进卵巢发育和雌激素分泌,以实现排卵。对于过度运动或者体重过低患者,应改变生活方式,饮食上应增加动物脂肪的摄入,因为需要增加制造雌激素的"底料"——胆固醇。这就如同仅有一堆土是不能盖楼房的,只有将土制成砖块垒砌起来,才能建成高楼。在门诊上,有数例外貌瘦弱且长期素食的患者,在食用肥瘦肉馅饺子且应用 1∶2∶1 外源性雌孕激素序贯法,3 个月内自然怀孕。

（二）WHO Ⅱ类排卵障碍

多囊卵巢综合征（PCOS）是最常见的不孕症类型。治疗 PCOS 时,需要降低雄激素水平,促进小卵泡发育成熟。

对于暂不急需生育的患者,可以使用短效避孕药,如炔雌醇环丙孕酮片（达英-35）,通过调节激素水平来降低雄激素。用法是:1 片/天,口服,月经第 5 天开始服用,连用 21 天,停药后月经来潮第 5 天服用,进入下一周期。该药中的炔雌醇可以升高血中性激素结合蛋白（sex hormone-binding globulin，SHBG）水平,以降低游离睾酮水平;醋酸环丙孕酮可抑制 P450c17/17-20 裂解酶活性,减少雄激素合成,并在靶器官与雄激素竞争性结合受体,阻断雄激素的外周作用;通过抑制下丘脑-垂体产生的 LH 分泌,抑制卵泡膜细胞高雄激素合成,从而达到降低雄激素的目的。去氧孕烯炔雌醇片（妈富隆）和屈螺酮炔雌醇片（优思明）的降雄作用较弱。经过 3 个月的避孕药预处理后，待睾酮数值降下来后再促排卵处理。如果睾酮顽固不下降，可加服"地塞米松"，一般很快能见效。在 PCOS 不孕患者促排卵治疗中，服用地塞米松能抑制肾上腺来源的雄激素，克罗米芬（clomiphene citrate，CC）诱导排卵，短时间应用有利于卵泡的发育，可明显提高排卵率。这可能与地塞米松能降低肾上腺及卵巢来源的睾酮有关，使卵泡微环境的睾酮下降，提高卵泡对促性腺激素的反应性，有利于卵泡排出，增加受孕率[11]。地塞米松 0.25 mg，每晚 1 次口服，剂量一般不宜超过 0.5 mg/d。1 个月后查雄激素，如雄激素水平趋于正常，即可剂量减半至正常停药，不宜长期使用。通过降低雄激素，利用雌激素的正、负反馈调节来诱发排卵，促进生育。

急需生育的患者，可以直接使用雌孕激素序贯预处理（3 个月为 1 个周期）。通过对抗雄激素，达到诱发排卵的雌激素"阈值"。在调理过程中，以"雌激素"对抗"雄激素"，一旦达到患者可诱发排卵的雌激素"阈值"，便会自然排卵。排卵后给予地屈孕酮或者黄体酮软胶囊进行药物治疗，也就是所谓的黄体支持治疗，这是非常有必要的。

（三）WHO Ⅲ 类排卵障碍

近乎更年期的激素分泌情况：卵巢衰竭-高促性腺激素性低雌激素无排卵（10%～30%）、卵巢早衰、性腺发育不全、FSH 升高及 PRL 不高。

在处理 WHO Ⅲ 类排卵障碍时，尽管卵巢功能显示出下降趋势,但仍可以通过外源性雌激素的补充来纠正这种不利情况。阴道 B 超检查显示,直径为 2~8 mm 的 AFC 在双侧卵巢中达到 7~14 个,这通常表明卵巢储备功能正常。此外,基础内分泌检查显示 FSH 和 LH 水平轻微升高,但不超过 10 IU/L,而 E_2 水平上升,这些指标表明卵巢仍有一定的生育潜力。

在这种情况下,通常采用改良式结合雌激素 1∶2∶1 的使用方法。即从月经周期的第 5 天开始,第 1 周每晚口服 1 粒,第 2 周每晚口服 2 粒,第 3 周每晚口服 1 粒,并在周期的最后 10~12 天加服孕激素(黄体酮胶丸 200 mg 或地屈孕酮 20 mg)。这样的用药方法正好持续 21 天,可促进排卵并促使子宫内膜从增生期向分泌期转化。

这种用药方法延续了临床常用的雌孕激素序贯制剂的使用方法,即 17β-雌二醇片/17β-雌二醇地屈孕酮片。每盒药物包含 28 片,前 14 片每片仅含有 17β-雌二醇,后 14 片每片含有 17β-雌二醇和 10 mg 地屈孕酮。根据 17β-雌二醇含量的不同,分为 2 种剂型:1/10 和 2/10(即每片分别含有 17β-雌二醇 1 mg 或 2 mg)。这种结合雌激素 1∶2∶1 周期性的用药方法进一步优化了序贯用药,更加符合生理周期的激素水平。

由于每个女性的雌激素"阈值"不同,对于 28 天月经周期的患者,在服药期间可在第 10 天左右开始进行阴道超声监测卵泡,以观察卵泡的增长情况。为了保证监测的准确性,最好使用同一台 B 超仪器并由同一位医生进行操作。

二、传统方法

1. 教科书上的传统方法　雌、孕激素的使用分为"序贯"和"联合"两种。由此可见，雌激素在调整月经周期和生殖内分泌的预处理方面具有广泛的应用。

在传统的人工周期序贯及连续联合疗法中，雌激素在一个周期中保持剂量不变[12]。这种方法的原理是，在短期内刺激被抑制的 FSH 恢复到正常水平，并在定期停药后期等待排卵的恢复。这一过程可以通过图 3-1 和图 3-2 来展示。

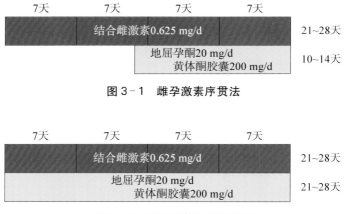

图 3-1　雌孕激素序贯法

图 3-2　雌孕激素连续联合法

2. 临床方法总结及创新　根据女性正常生理周期中雌激素分泌的规律，可以观察到雌激素在一个周期中会出现两个峰值曲线，分别出现在卵泡期和黄体期。在卵泡期，当卵泡接近成熟时，可以分泌 200 pg/mL 以上的雌激素，达到第 1 个高峰；而在排卵后 7～8 天的黄体期，黄体逐渐发育成熟，此时可以分泌少量雌激素和大量孕激素，达到第 2 个高峰。这两个峰值的平均值约为基础期或黄体期的 1 倍[13]。

因此，根据女性体内雌激素释放的规律，笔者及团队对雌激素的应用剂量进行了调整和改良，以促进排卵并促使子宫内膜从增生期向分泌期转化。在过去 3 年中，我们在新疆维吾尔自治区妇幼保健院采用改良式结合雌激素 1∶2∶1 疗法，获得了妊娠成功的排卵障碍患者的病例，其比率为 112/243，占 46.09％。药物使用模式见图 3-3。

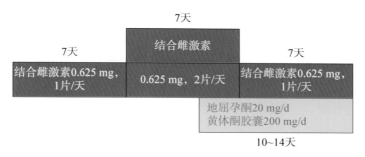

图 3-3　雌孕激素 1∶2∶1 序贯法

患者纳入标准：①不孕症；②合并排卵障碍；③男方精液正常；④治疗后成功自然妊娠。

患者排除标准：①随访资料不全；②年龄＞43 岁；③早发性卵巢功能不全；④未处理的输卵管积水、输卵管梗阻、宫腔粘连等；⑤双方染色体异常。

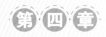

雌激素和黄体支持在排卵障碍型
不孕症治疗中的协同效应：
临床经验示例

在女性不孕症的众多原因中，排卵障碍型不孕症是一个重要且复杂的领域。根据世界卫生组织（WHO）的分类，排卵障碍型不孕症可以分为3类：下丘脑-垂体功能衰竭型（WHO Ⅰ类）、下丘脑-垂体功能失调型（WHO Ⅱ类），以及卵巢功能减退型（WHO Ⅲ类）。这些类别不仅涵盖了从功能性下丘脑性闭经到多囊卵巢综合征（PCOS）等多种病理情况，也反映了不同的病因和治疗需求。

雌激素作为调节女性生殖系统的关键激素，对于卵泡的成熟、子宫内膜的准备以及整体生育能力的维持具有不可替代的作用。除此之外，黄体支持在排卵障碍型不孕症的治疗中同样扮演着至关重要的角色。通过结合临床经验示例，本章将分析雌激素在治疗排卵障碍型不孕症中的潜在作用，并探讨黄体支持如何与雌激素治疗相结合，为临床医生提供更为精准的治疗指导，共同促进患者的生育健康。

第一节　WHO Ⅰ类排卵障碍与雌激素治疗

一、病因分析

WHO Ⅰ类排卵障碍属于下丘脑-垂体功能衰竭型,特点是内源性促性腺激素(包括 FSH 和 LH)水平降低,导致雌激素水平低下。这类排卵障碍包括功能性下丘脑性闭经(functional hypothalamic amenorrhea,FHA)、低促性腺激素性功能减退症(hypogonadotropic hypogonadism,IHH)和希恩综合征(Sheehan syndrome)。

1. FHA

这是一种继发性下丘脑闭经,其诱发因素包括情绪波动和过度运动[15]。应激因素触发导致 HPO 轴被抑制,进而导致 GnRH 缺乏,引起闭经。

2. IHH

一部分病因是垂体异常,另一部分病因是由于下丘脑 GnRH 的分泌异常[16]。IHH 是由于先天性下丘脑 GnRH 神经元功能受损,导致 GnRH 合成、分泌或功能障碍,进而导致垂体分泌促性腺激素减少,引起性腺功能不足的疾病[17,18]。

3. 希恩综合征

希恩综合征的主要病因是产后大出血、休克导致垂体前叶急性坏死而丧失正常功能。临床症状严重程度与垂体坏死程度有关,主要表现为促肾上腺激素、促甲状腺激素及促性腺激素水平过低[19]。

该类不孕症在临床上是常见类型,临床表现包括闭经、不排卵、不孕等。患者的生殖器官结构、功能通常是正常的,卵巢具备储备卵子的能力,但由于卵泡发育障碍和激素水平明显降低,加上长期的闭经或月经稀发,可能导致生殖器官及乳房萎缩,性欲减退,造成不排卵,进而形成不孕症[20,21]。

二、雌激素的作用

1. 雌激素对子宫的作用

由于低促性腺激素性闭经患者的体内长期缺乏雌激素,多数患者子宫及卵巢体积较小,且内膜厚度不足以支持胚胎着床。因此,在对这类患者进行促性腺激素治疗之前,应根据其实际情况选择雌孕激素序贯法来调节子宫及卵巢,直至其子宫和卵巢达到能够生育的程度后,再进行卵泡生长的启动。通常预处理3~6个月经周期,再进行排卵前准备,这样可以更好地完成应答并获取卵子。

2. 雌激素对卵泡的作用

哺乳动物卵泡是产生雌激素最主要的部位。在卵泡发育过程中,LH刺激卵泡壁细胞产生雄激素,而雄激素在FSH作用及芳香化酶的催化下转化为雌激素。当芳香化酶缺失时,雌激素合成出现障碍,卵泡发育停滞在有腔卵泡阶段。6周后,卵泡呈闭锁状态,卵泡内出现类似睾丸支持

细胞的细胞。16～18 周后,卵巢内无腔前卵泡,多数卵泡
处于原始卵泡阶段。当给予外源性雌激素补充后,卵泡逐
步恢复发育,实验显示雌性小鼠的雌性表型也逐渐恢复。
这说明在卵泡腔形成后期,雌激素对卵泡的发育起主要作
用,并且其合成量随着卵泡的成熟而上升[23,24]。

发育中的卵泡分泌的雌激素与 FSH 协同作用,促进卵
泡上 FSH 和 LH 受体的表达,提高卵泡对这两种激素的敏
感程度,从而进一步促进卵泡的生长并增加分泌雌激素
的量[25]。

雌激素还能刺激颗粒细胞的有丝分裂,促进卵泡上
FSH 受体和 LH 受体的基因表达,并激活芳香化酶。在窦
腔形成和卵泡选择机制中,雌激素起着重要作用。

在卵泡成熟时,雌激素水平不断上升。当雌激素达到
一定阈值(≥200 pg/mL)时,会触发正反馈机制,促进排卵。
如果此时有一个成熟卵泡未能排卵,可能是因为雌激素的
量不足,正反馈未达到阈值。此时,添加小剂量外源性雌激
素以达到阈值并维持 48 小时以上,雌激素就可以发挥正反
馈作用,促进排卵。在黄体期,雌激素与孕激素协同对下丘
脑产生负反馈作用。在排卵前(28 天的月经周期:大约为
月经的第 12 天),添加小剂量的孕激素可以增强雌激素对
促性腺激素的正反馈作用,有助于卵泡破裂。而到了黄体
期,高水平的孕激素对促性腺激素的脉冲分泌产生负反馈
抑制作用。对于黄体功能不足的患者,在黄体期积极给予
黄体支持,可以提高受孕率。

三、临床经验示例

病例 马某某,回族,35 岁,个体户。

主诉:结婚 2 年未孕,于 2019 年 10 月完成宫腹腔镜手术,当时 AMH 值为 0.94 ng/mL。

在术后第 5 个月(2020 年 3 月),就诊时为月经第 5 天,开始采用序贯 1∶2∶1＋中成药处理。第 2 个月在月经第 2 天(2020 年 4 月),检查结果显示内分泌激素水平:FSH 1.78 IU/L,LH 0.77 IU/L,E_2 283.53 pg/mL(B 超已排除有上个月残余的大卵泡),属于 WHO Ⅰ类排卵障碍。继续进行序贯结合雌激素 1∶2∶1 治疗。在第 14 天时出现少量阴道出血,B 超提示:子宫内膜 A 型,厚度 5 mm,L－F(左卵巢-右卵巢)29 mm×28 mm,临时加服结合雌激素片 1 片,2～3 天。嘱咐患者在下个月月经第 12 天时(即提前 2 天)增加 1 片雌激素片,第 14 天左右进行房事,然后继续按既定的方案序贯结合雌激素 1∶2∶1 服用完成第 2 个周期。

由于工作原因,患者未能按时随诊,但仍然坚持按照 1∶2∶1 序贯方法服药。9 月复诊时,末次月经(last menstrual period,LMP)日期为 6 月 28 日,已见胎心搏动,B 超显示胎儿头臀径已 18 mm。即在序贯结合雌激素 1∶2∶1 治疗后的第 4 个周期就自然怀孕了。

解析:该患者在月经中期出现出血现象,对于这类患者,首先需测血内分泌数值或做 B 超来排除是否有排卵。

如果出血是由于排卵后卵泡内的雌激素外溢,导致雌激素
水平下降,从而出现突破性出血,可以临时加服 1 片结合雌
激素片,血止后维持 2～3 天即可,然后按原计划原剂量继
续用药。下个月经周期可在此次出血时间的前 1～2 天增
加 1 片结合雌激素片,服用至上个周期血止后的 2 天即可,
以免排卵期少量阴道出血影响房事,耽误怀孕时机。

第二节　WHO Ⅱ类排卵障碍与雌激素治疗

一、病因分析

WHO Ⅱ类排卵障碍属于下丘脑-垂体功能失调型,特
点是促性腺激素正常或 FSH 水平正常,但 LH 水平增高,
导致 LH/FSH 比例失调,雌激素水平正常。PCOS 为常见
排卵障碍Ⅱ类,通常测定 AMH＞7 ng/mL。

PCOS 是一种全身性疾病,与内分泌、代谢、心血管、生
殖和精神疾病相关,其发病机制尚不明确,且各国诊断标准
各有不同。在我国 PCOS 排卵障碍所致的不孕占无排卵性
不孕的 75% 左右,是生育期妇女排卵障碍性不孕最常见的
原因之一。

下面简要阐述内分泌失调所致 PCOS 的机制。PCOS
患者的卵巢一般有较多数量的窦前卵泡和小窦状卵泡。约
有 60% 的患者会出现雄激素水平升高,因此,高雄激素血
症是多数患者最重要的临床表现之一[27]。而雄激素在卵

泡的募集和发育中也扮演着举足轻重的角色,低水平的雄激素可以启始募集卵泡,刺激卵泡的膜间质细胞和颗粒细胞生长,减少卵泡凋亡发生的概率。相反,如果雄激素过高,则会大大提高卵泡发生凋亡和闭锁的概率,不利于卵泡的选择性生长,最终可能导致排卵障碍[22]。雄激素过度募集的小卵泡通过卵泡间的相互作用促进颗粒细胞分泌AMH 等卵泡生长抑制因子,AMH 降低了卵泡 FSH 的敏感性,从而抑制了卵泡的生长发育[28]。

二、雌激素的作用

克罗米芬(CC)是临床上较为常用的促排卵药物,其通过拮抗脑垂体上的雌激素受体(estrogen receptor,ER),解除 HPO 轴对雌激素的反馈抑制作用,使垂体促性腺激素分泌增多,进而诱发卵泡生长,但它同时也占据子宫内膜上的 ER,导致子宫内膜生长受限,黄体功能不全的发生率增加而影响受孕率,表现为子宫内膜变薄、生长不良,不利于受精卵着床[29]。国内专家[30]认为,CC 的抗雌激素作用使子宫内膜中 ER、孕激素受体(progesterone receptor,PR)合成减少,而在 CC 诱导排卵中加用天然结合雌激素倍美力,则内膜中 ER、PR 含量增加,从而促进子宫内膜生长发育。另一方面,CC 导致宫颈黏液量减少和质地变稠,宫颈评分低下,影响精子的活动、储存、成活和获能,不利于精子通过宫颈和受精。但这些不良反应可以被外源性雌激素所逆转,主要是诱导雌激素含量的产生来弥补 CC 的缺陷[31]。

研究[32]认为，结合雌激素不但可以抵消 CC 的抗雌激素作用而有利于卵泡生长所需，还有助于卵泡中晚期雌激素峰的形成，诱发 LH 峰，以达到促排卵的目的。此外，日本学者 Koji Nakagawa[33,34]等也采用结合雌激素进行排卵前的内膜准备。

因此，总结以上文献可知，采用 CC 进行促排卵的同时应用雌激素，可以促进卵泡的生长，帮助排卵，且可增加子宫内膜厚度，利于受精卵着床；可改善宫颈黏液质地，利于精子的活动、储存、成活和获能，从而提高精子与卵子结合的可能。

三、临床经验示例

病例　李某，汉族，28 岁，公务员。

主诉：结婚 2 年，月经失调 3 年，闭经 5 个月。

当天查得 FSH 3.42 IU/L，LH 6.92 IU/L，E_2 93.26 pg/mL，T 0.47 IU/L，P 0.58 ng/mL，PRL 167.20 ng/mL，TSH 2.42 mIU/L，CA125 21.86 IU/L

体格检查：唇须、体毛、性毛均浓密，尚无黑棘皮病。

诊断：继发性闭经；PCOS。

处理：结合雌激素 1∶2∶1 序贯 2 个周期＋中成药治疗，虽然疫情期间中断就诊，但患者自己坚持用药，阴道月月见撤退性出血。经过 4 个月的月经周期调整后，月经周期第 5 天的内分泌检查：FSH 6.46 IU/L，LH 9.02 IU/L，E_2 55.58 pg/mL，P 0.12 ng/mL，PRL 23.5 ng/mL，T 0.48

IU/L,决定开始 CC/hMG 促排卵。

在 CC 100 mg 连续口服 7 天后,hMG 开始用药,先是 1:1:1(每天 1 支,75 U),注射 10 天后(第 23 天),B 超提示子宫内膜厚 8 mm,L - F 13 mm×12 mm,R - F 12 mm× 13 mm。决定加大 hMG 的剂量,采用 2:1:2:1 的注射方式(即第 1 天 2 支,第 2 天 1 支,如此交替,相当于平均 1 天 1.5 支)。终于在撤血的第 31 天时 B 超显示子宫内膜厚 13 mm,L - F 18 mm×13 mm,双侧卵巢均<5 cm,继续给予 hMG 75 U 1 支,hCG 6 000 U 注射,指导房事。在第 35 天时提示大卵泡已破,开始黄体支持和给予低分子肝素钙。此时已总共注射 hMG 29 支。

在破卵后的第 14 天检测血:hCG 2 291 IU/L,E_2 234.28 pg/mL,P 10.16 ng/mL,继续黄体支持。闭经 67 天时测得 hCG 22 894 IU/L,E_2 540.60 pg/mL,P 21.23 ng/mL,见原始心管搏动(孕酮一直偏低,未达到 30 ng/mL)。后又因工作原因,黄体支持的孕酮类药服用中断,在 B 超提示已出现胎心搏动的情况下,发生"稽留流产",实属遗憾。

但患者坚持补充 1:2:1 的外源性结合雌激素,终于在 2022 年 7 月第 2 次怀孕,分娩一女婴。

第三节　WHO Ⅲ类排卵障碍与雌激素治疗

一、病因分析

WHO Ⅲ类排卵障碍属于卵巢功能减退型,特点是FSH水平升高,内源性雌激素水平低下,称为高促性腺激素性性腺功能减退,包括早发性卵巢功能不全(POI)及卵巢抵抗综合征(ROS)。

POI是指女性在40岁之前卵巢功能衰退的临床综合征,表现为月经紊乱(如停经或月经稀发)伴有高促性腺激素和低雌激素水平特征[35]。其自然受孕的概率约为5%。发病机制包括遗传因素、细胞自噬或细胞凋亡及信号通路异常等[14]。

ROS是指原发性闭经或年龄小于30岁的继发性闭经。发生机制复杂且尚未阐明,其常见机制为基因突变或缺陷、卵泡细胞膜促性腺激素信号转导异常、卵巢局部调节因子异常、免疫功能异常等。在雌孕激素序贯法作用下有13%的自然受孕率[36]。随着生殖内分泌学科的发展,可采用促排卵的方式诱发POI、ROS患者排卵,或选择辅助生殖技术[如体外激活技术(in vitro activation,IVA)及赠卵体外受精-胚胎移植(in vitro fertilization and embryo transfer,IVF-ET)]等。

由于各种因素导致的卵巢中卵泡数量减少,使得卵泡对促性腺激素敏感性降低,卵泡发育不良,颗粒细胞产生的抑制素减少,导致卵泡早期 FSH 水平升高。持续高水平的 FSH 对卵泡自身受体的负反馈调节使残留卵泡的功能处于抑制状态。对于此类不孕患者,首先要降低促性腺激素水平,以消除高水平的 FSH 对卵泡无排卵消耗过程的促进作用和降低卵泡 FSH 的自身受体,以达到保护残存卵泡的目的[37]。

二、雌激素的作用

人工周期可反馈性抑制 HPO 轴,使 FSH、LH 水平明显下降。人工周期模拟月经生理周期,使垂体得到休息,从而改善下丘脑-垂体功能,产生回跳反应,使停药后的月经周期中发生"回跳性"排卵现象。且人工周期治疗时的小剂量雌激素可促进颗粒细胞增生,诱导颗粒细胞上 FSH 受体生成,抑制卵巢内残存的卵泡发生闭锁,使停药后可能募集到更多的卵泡生长[37]。文献报道,外源性雌激素能通过负反馈降低循环中的 FSH 水平,通过诱导卵泡颗粒细胞上的自身促性腺激素受体生成、减少促性腺激素对卵泡的刺激、引起卵巢抗原合成,在一定程度上起到复苏卵巢功能的作用[26]。另外,雌孕激素序贯法还能促进子宫发育,使子宫内膜产生周期性改变,诱导子宫内膜的 ER、PR 合成,从而改善机体内分泌环境[38]。

三、临床经验示例

病例 迪某某,哈萨克族,医生,37 岁。

主诉:结婚 12 年未孕。

已在北京和上海进行过 2 次试管婴儿(IVF-ET),均失败。来本院初诊时 FSH 100 IU/L,LH 67.40 IU/L,E_2 8.53 pg/mL,AMH 0.15 ng/mL(属 WHO Ⅲ 类排卵障碍)。患者面目憔悴,已出现更年期潮热、出汗、月经量大为减少等症状,但生育要求迫切。确定患者无凝血障碍、血栓等家族史后,安排为其开展 2∶4∶2 结合雌孕激素序贯治疗,相当于戊酸雌二醇(补佳乐)4∶8∶4 的剂量。经过 3 个周期后,患者的更年期潮热等症状均消失,经量也有了明显增多,此时将剂量回降至 1∶2∶1 结合雌激素的普通剂量。在普通剂量使用 2 个周期时,患者怀孕,后足月分娩一男婴,母子一切正常。

解析:该患者总共进行 5 个周期治疗。由此可见,每个人都有自己的月经周期。口服常规的 1∶2∶1 结合雌激素剂量,由于后 10 天添加了天然孕激素,子宫内膜可转化成分泌期并出现阴道出血,月经周期时间均可慢慢调节到 28～30 天。但如果出血时间比以往的日期提前或延迟超过 7 天,医生就要调整结合雌激素的剂量或开始调整使用孕激素的时间。如下例患者的情况。

病例 唐某某,32 岁,汉族,教师。

病史:G_1P_0 妊娠 12 周稽留流产后 1 年余未孕。

在常规使用1∶2∶1结合雌激素的剂量时月经迟发,2次月经周期延长均超过既往周期的7天,但B超和血内分泌化验均未提示有成熟卵泡,考虑雌激素用量偏大,次月周期将其口服剂量改为0.5∶1∶0.5结合雌激素后,当月即怀孕,说明此剂量正适合患者的卵泡"排卵阈"刺激。后分娩一女婴,现一切正常。

第四节　黄体支持与雌激素应用

生育期女性的卵巢随着卵泡发育,卵泡成熟后排出卵子,剩下的卵泡壁细胞发育形成具有内分泌功能的腺体,此腺体即为黄体(由血体到白体)。如果卵巢排卵后黄体功能不足,就可能影响雌、孕激素的分泌,使子宫内膜不能及时转换成分泌期或转化不足,进而影响受精卵的顺利着床和生长发育,从而导致不孕,或反复流产。

黄体的内分泌功能就是分泌雌激素和孕激素。黄体功能不全的原因是卵泡发育不良,所以在卵泡期即月经第5~12天使用小剂量雌激素,可促进卵泡发育,起到治疗作用。

对于有2次及以上自然流产史、考虑黄体功能不全者,怀孕后应立即使用孕酮保胎。

一、黄体支持与雌激素应用的目的

从以上几个病例可以看出,对于WHO Ⅰ类、Ⅱ类与Ⅲ

类排卵障碍,雌孕激素序贯的改良方法对不孕患者是一个很好的消息,对医生来说也增加了一种好的治疗手段。但由 PCOS 患者李某可以看出,对于用促排卵方法助孕的患者一定要进行黄体支持。因为 CC、来曲唑(letrozole,LE)、hCG 及 hMG 等药物均有溶解黄体的作用。排卵后如不进行黄体支持,将会使妊娠"半途而废",最常表现为"生化妊娠"。

以往的经验及文献报道显示,孕激素对黄体支持的作用已得到了广泛认可,但雌激素在黄体支持中的作用还未达成共识。

总结以往文献报道可见:①雌激素可促进子宫内膜 L-选择性蛋白的表达,改善子宫内膜容受性,利于胚胎种植和妊娠维持[39]。②与孕激素共同作用,使子宫内膜由增生期向分泌期转变[40]。③黄体细胞及微血管上有 ER 表达,雌激素可能对黄体血管的形成有作用。④黄体期雌激素调节内膜 PR 的表达,保证孕激素的充分作用。⑤雌激素和雄激素还可以维持黄体形成因子与溶解因子间的平衡[41],抑制孕激素及前列腺素(prostaglandin,PG)F2a 的分泌[42]。从不同给药途径来说,口服、经阴道及经皮给药均可吸收,对于需长期用药的患者来说,经阴道给药无肝脏首过效应,吸收效果好,较口服用药血清浓度高 10 倍、内膜浓度高 70 倍[43],可选择结合雌激素乳膏进行阴道给药。

二、临床经验分享

黄体支持一般从排卵当天就开始。

（1）口服黄体酮，使子宫内膜的发育与胚胎同步化，改善子宫内膜的容受性（一般口服黄体酮胶丸 200 mg 或地屈孕酮 20 mg）。

（2）同时补充雌激素：每晚口服结合雌激素 1 片（0.625 mg），以此来提高排卵后降低的雌激素和子宫内膜的厚度，增加妊娠率。坚持连续应用 12～14 天后根据血化验数值而定后继治疗。对有血栓和高血凝病史者应慎用。一般在妊娠 10 周时停用。

（3）破卵当天或第 2 天开始，每 2～3 天肌内注射 1 次2 000 U hCG 注射液，共 3 次，视 hCG 的翻倍情况而决定是否延长时间。

（4）妊娠 12～16 周后，根据随访的胚胎发育情况转入产科建卡。

（5）口服促排卵药物 CC 或来曲唑后，子宫内膜变薄，但卵泡已成熟，该怎么办？ 按常规，卵泡成熟，直径达 18～20 mm 时，内膜的厚度应该增长到 9～14 mm，形态为"三线征"的 A 型为最合适。门诊上常遇到：卵泡已成熟，但内膜仅厚 4～5 mm。如何办？ 医生一般给患者先一次或多次肌内注射 6 000～10 000 U hCG 注射液（总剂量不超过 25 000 U），先让成熟卵子排出，随即一次性口服 4～8 片结合雌激素，共 2～3 天，或者阴道内放置结合雌激素乳膏。涂抹在

阴道深处的上 1/3,此处与子宫靠近,区域血管丰富,药物
通过静脉吸收。由于子宫的动、静脉距离非常近,依靠药物
的浓度差,阴道螺旋状血管可发挥大面积物质交换。内膜
可迅速增长,这样就解除了卵泡和内膜不同步的矛盾。在
笔者所在医院的 78 例病例中有 5 例就用此方法而成功
怀孕。

　　需强调一点:对基础雌激素数值远低于或高于正常范
围(25~45 pg/mL)时,可常规从第 5 天开始序贯(人工周
期),预处理数月,但在促排卵的当月,基础雌激素值在正常
范围、卵泡在正常增长(一天 1~3 mm)时,卵泡直径<
12 mm 前禁止添加雌激素,因为雌激素剂量过大会反向抑
制卵泡生长。

　　由于女性妊娠第 8 周时,胚胎会出现性别分化,所以在
黄体支持中的雌激素在此时该停用了,以免影响性别分化。
如果是男胎,原始性腺会分化成功能性睾丸,具备分泌睾酮
的能力。如果是女胎,则原始性腺向女性化方向发育,一般
到妊娠 12 周时,会分化成卵巢。当然,由于个体差异,性别
分化时间也会存在区别,要根据具体情况进行判别。

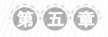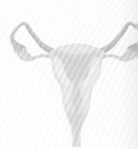

第五章

展 望

　　综上所述,雌激素在排卵障碍性不孕症的诸多方面,如卵泡生长、卵子排出、卵子顺利受精、排卵前子宫内膜的准备、卵巢复苏等方面均具有不可代替的重要意义。在临床中,采用结合雌激素1∶2∶1加孕激素的序贯方法,从理论上符合女性周期性雌激素波动的规律,且经过实践证明该方法安全有效,在此做简要总结及分享。然而,该方法缺乏对照组实验数据的支撑,后期希望有更多研究针对该方法进行实验验证,以期为排卵障碍性不孕症的临床诊疗提供参考和精确依据。

参考文献

［1］颜磊,吴敏.不孕症诊疗100问［M］.北京:中国协和 医科大学出版社,2023.

［2］郁琦.妇科内分泌诊治指南解读·病案分析［M］.北 京:人民卫生出版社,2013.

［3］谢幸,孔北华,段涛.妇产科学［M］.9版.北京:人民 卫生出版社,2018.

［4］郁琦.早发性卵巢功能不全的激素补充治疗专家共识 ［J］.中华妇产科杂志,2016,51(12):881-886.

［5］陈子江,田秦杰.早发性卵巢功能不全的临床诊疗中 国专家共识［J］.中华妇产科杂志,2017,52(9): 577-580.

［6］中华医学会内分泌学分会,中华医学会围产医学分 会.妊娠和产后甲状腺疾病诊治指南［J］.中华内分泌 杂志,2019,35(8):636-665.

［7］中国中西医结合学会检验医学专业委员会.临床实验 室精液常规检验中国专家共识［J］.中华检验医学杂

志,2022,45(8):802 – 812.

[8] 石玉华,陈子江. 雌激素的生理意义[J]. 首都医科大学学报,2013,34(4):530 – 534.

[9] 卵巢储备功能减退临床诊治专家共识专家组,中华预防医学会生育力保护分会生殖内分泌生育保护学组. 卵巢储备功能减退临床诊治专家共识[J]. 生殖医学杂志,2022,31(4):425 – 434.

[10] 孟彬,吕淑兰. 早发性卵巢功能不全激素补充治疗[J]. 中国实用妇科与产科杂志,2023,39(9):899 – 902.

[11] 黄佩宁. 地塞米松提高多囊卵巢综合征排卵及妊娠率的分析[J]. 中国社区医师·医学专业,2011(5):71 – 72.

[12] 俞蔼霞. 妇产科内分泌学[M]. 上海:上海科学技术出版社,1983.

[13] 王玉梅. 临床妇产科诊疗技术[M]. 天津:天津科学技术出版社,2018:26 – 27.

[14] 闫阳,方兰兰,孙莹璞. 排卵障碍发病机制及治疗的研究进展[J]. 现代妇产科进展,2021,30(6):465 – 469.

[15] GORDON C M, ACKERMAN K E, BERGA S L, et al. Functional hypothalamic amenorrhea: an endocrine society clinical practice guideline [J]. J Clin Endocrinol Metab, 2017,102(5):1413 – 1439.

[16] 孟昱时,马兰,杨晓玲. 低促性腺激素性腺功能减退症

的临床特征和助孕治疗分析[J].实用妇产科杂志，2011,27(3):217-218.

[17] YOUNG J, XU C, PAPADAKIS G E, et al. Clinical management of congenital hypogonadotropic hypogonadism [J]. Endocr Rev, 2019, 40 (2): 669-710.

[18] 葛均波,徐永健.内科学[M].9版.北京:人民卫生出版社,2019.

[19] MATSUZAKI S, ENDO M, UEDA Y, et al. A case of acute Sheehan's syndrome and literature review: a rare but life-threatening complication of postpartum hemorrhage [J]. BMC Pregnancy Childbirth, 2017, 17(1):188.

[20] 余水兰,曾春花,周琴,等.外源性促性腺激素治疗低促性腺激素性闭经致不孕不育的疗效观察[J].北方药学,2020,17(2):55-56.

[21] YOUNIS J S, BEN-AMI M, BEN-SHLOMO I. The Bologna criteria for poor ovarian response: a contemporary critical appraisal [J]. J Ovarian Res, 2015,17(8):76.

[22] 刘姝含.药物干预联合人工月经周期治疗低促性腺激素性闭经致不孕不育的临床效果[J].饮食保健,2020,7(17):7.

[23] BRITT K L, FINDLAY J K. Regulation of the

phenotype of ovarian somatic cells by estrogen. [J]. Mol Cell Endocrinol, 2003,202(1 - 2):11 - 17.

[24] ZACHOS N C, BILLIAR R B, ALBRECHT E D, et al. Developmental regulation of follicle-stimulating hormone receptor messenger RNA expression in the baboon fetal ovary [J]. Biol Reprod, 2003,68(5):1911 - 1917.

[25] 王一民.下丘脑-垂体-性腺轴系统在动物疾病中的作用[J].当代畜禽养殖业,2018(6):3 - 4.

[26] 张晓娜,杨镒峰,常彤,等.雌激素、雄激素在卵泡发育中的作用及应用[J].特产研究,2017,39(3):50 - 54.

[27] 李晓敏,黄文洁,卢永超.多囊卵巢综合征排卵障碍的发生机制[J].中国医药导刊,2021,23(7):486 - 490.

[28] 李晓楠,张浩林,李娟,等.雄激素在卵泡发育中的作用[J].中外医学研究,2011,9(25):152 - 154.

[29] MASSAI M R, DE ZIEGLER D, LESOBRE V, et al. Clomiphene citrate affects cervical mucus and endometrial morphology independently of the changes in plasma hormonal levels induced by multiple follicular recruitment [J]. Fertil Steril, 1993,59(6):1179 - 1186.

[30] 韦娟冰,马炎辉.克罗米芬联合倍美力对无排卵妇女黄体期子宫内膜的影响[J].中国临床实学,2009,3(11):33 - 35.

[31] 黄惟渝,张令浩. 在宫腔内人工授精(IUI)患者中使用乙炔雌二醇对抗克罗米芬的抗雌激素作用[J]. 实用妇产科杂志,2000(5):284.

[32] 陶欣,张滨,张新玲,等. 倍美力辅助克罗米酚促排卵治疗中对子宫内膜及宫颈黏液的作用[J]. 中山大学学报(医学科学版),2005(S1):179-180.

[33] NAKAGAWA K, KANEYAMA M, NISHI Y, et al. Clomiphene citrate affects the receptivity of the uterine endometrium [J]. Reprod Med Biol, 2014, 14(2):73-78.

[34] NAKAGAWA K, OJIRO Y, JYUEN H, et al. Prostaglandin therapy during the proliferative phase improves pregnancy rates following frozen embryo transfer in a hormone replacement cycle [J]. J Obstet Gynaecol Res, 2014,40(5):1331-1337.

[35] 王荣慧,白云. 早发性卵巢功能不全患者治疗研究进展[J]. 实用心脑肺血管病杂志,2021,29(S1):27-30.

[36] 牟珍妮,孙振高,宋景艳,等. 卵巢不敏感综合征发病机制及管理策略的研究进展[J]. 现代妇产科进展,2018,27(3):232-234.

[37] 王素荣,李辉杰. 人工周期治疗60例卵巢储备功能低下的体会[J]. 现代医药卫生,2011,27(4):566-567.

[38] 叶莹心,王秀霞,赵冬妮,等. 高促性腺激素性不孕症

49 例治疗探讨[J]. 中国实用妇科与产科杂志,2005
(8):493－494.

[39] 孙赟,刘平,叶虹,等. 黄体支持与孕激素补充共识
[J].生殖与避孕,2015,35(1):1－8.

[40] 许茜亚,全松. 不同促排卵方案中黄体支持的探讨
[J].中国实用妇科与产科杂志,2021,37(4):417－
422.

[41] TROPEA A, LANZONE A, TIBERI F, et al.
Estrogens and androgens affect human luteal cell
function [J]. Fertil Steril, 2010,94(6):2257－2263.

[42] KIM S O, MARKOSYAN N, PEPE G J, et al.
Estrogen promotes luteolysis by redistributing
prostaglandin F2α receptors within primate luteal
cells. Reproduction, 2015,149(5):453－464.

[43] 王含必,郁琦. 体外受精-胚胎移植中黄体期添加雌、
孕激素的意义和作用[J]. 生殖医学杂志,2016,25
(9):851－855.

促排卵药物使用知情同意书
（仅供参考）

　　本人/本人配偶因不孕症就医于×××单位,病因为内分泌原因引起的排卵障碍、黄体功能不全等。医生经过慎重考虑,建议采用尿促性素(hMG)联合人绒毛膜促性腺激素(hCG)治疗。我们明白此治疗并不能保证受孕成功,有很多因素可能影响治疗结果。

　　hMG+hCG治疗所生婴儿绝大多数是健康正常的,与自然受孕出生的婴儿一样,但也可能发生先天性疾病或遗传性疾病,其发生率与自然受孕无差异。

　　在hMG+hCG治疗过程中,需了解以下事项:

　　(1)促排卵治疗应遵医嘱准确用药、按时监测,存在促排卵失败的可能;多卵泡发育可能导致卵巢过度刺激综合征,存在多胎妊娠的可能,必要时取消周期治疗或考虑进行卵泡穿刺术。

（2）卵巢过度刺激综合征是指应用促排卵药物治疗时，由于个体差异，极少数患者可能出现腹胀、胃部不适等症状，应及时与医生联系；严重者可能出现少尿、卵巢增大、腹水、胸腔积液、肝及肾功能受损、电解质紊乱、血栓形成，甚至危及生命等可能情况，需立即住院治疗。

（3）对于子宫肌瘤、卵巢囊肿及子宫内膜异位症等疾病患者，促排卵治疗有使原疾病加重或复发的可能。

（4）使用促排卵药、雌激素、孕激素、二甲双胍等药物，可能对肝、肾、乳腺、凝血功能等造成一定影响，导致肝及肾功能受损、乳腺疾病、原有疾病加重、血栓形成等，严重者可能危及生命。用药前需仔细阅读药物说明书，尤其是禁忌证、注意事项及不良反应。如有异常，及时就诊。

经过充分而严肃的考虑，我们已经完全理解了 hMG＋hCG 治疗的相关信息。在与医生进行深入互动和讨论后，我们对治疗过程、可能的效果以及潜在的风险得到了满意的答复。基于对这些信息的充分理解，我们自愿同意接受 hMG＋hCG 治疗方案，并慎重签署本知情同意书。

签署人：

妻子_____ 身份证号码_____ 联系电话：_____

丈夫_____ 身份证号码_____ 联系电话：_____

年　　　月　　　日

跋

生殖健康是社会发展的关键要素,它不仅关系到人类的延续,还涉及个人和家庭的健康与幸福。在我国,出生率下降不仅与年轻一代生育意愿的减少有关,生育能力的下降也是一个重要因素。随着社会的快速进步,许多育龄夫妇选择晚育,导致高龄产妇数量增加,这使得生育能力的降低在逐年上升的不孕不育率中得到了体现。因此,保护生育力变得尤为迫切,这成为了妇产科医生的重要责任。目前,通过辅助生殖技术来解决生育问题的数据表明,使用该技术的人群数量已经增加了 1 倍多。门诊促排卵作为一种常用的诊疗方法,因其便捷、安全、有效和实用而受到有生育需求女性的欢迎,通过适当的预处理和黄体支持可以提高怀孕的成功率。

2021 年,我有幸作为中共中央组织部和中国疾病预防控制中心派遣的第 10 批第 2 期技术援疆队伍的一员,结识了本书主编之一吴敏老师。尽管已经退休,吴敏老师仍然坚守在不孕不育诊疗的第一线,她勤奋敬业,全心全意为患者服务,帮助近千个家庭实现了生育梦想。她毫无保留地将自己的宝贵经验传授给学生。阅读这本书稿时,我深受感动,吴敏老师及其团队总结了多年的临床经验,详细讲解了门诊促排卵的操作方法。这本书内容通俗易懂,生动实用,是基层妇科医生在不孕不育诊疗领域的宝贵资源,非常值得每位妇科医生阅读。

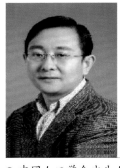

国家卫生健康委妇幼健康中心生殖健康技术组研究员、公共卫生硕士生导师

樊延军

- 中国人口学会出生人口与儿童专业委员会主任委员
- 中国妇幼保健协会辅助生殖技术监测与评估专业委员会主任委员
- 中华预防医学会生殖健康分会副主任委员
- 中国健康管理协会标准与评价分会常务委员
- 中国妇幼保健协会常务理事
- 中国卫生思想政治工作促进会常务副会长
- 《中国妇幼卫生杂志》编委
- 《实用妇科内分泌杂志》(电子版)专家委员会委员
- 中国性学会理事